こころとからだを巡らせる！

臓活習慣《ぞうかつしゅうかん》

北京中医薬大学
医学博士
尹生花
YIN SEIKA

はじめに

思いもよらぬ病が流行し、あらゆる情報が錯綜する、昨今――。

現代を生きるわたしたちには、確かな目を持ち、自分を守る術《すべ》を得て、あらゆることに打ち克つ力が、いま、求められています。


わたしは、中国5000年の歴史に基づく「中医学」という壮大なエビデンスのもと、これまで、のべ3万人以上の方々のからだを診てきました。

伝統的で奥深い中医学と東洋医学の知恵に、23年にわたって実際に多くの人々のからだを診てきた施術の経験が加わることで、目には見えない「気の巡り」がからだとこころにとっていかに重要かを知り、そして「自然そのもの」の大切さをあらためて感じています。

これらの力を最大限まで引き出し、活用するための術を、現代を生きるわたしたちの〝生活の知恵〟に落とし込んだのが、臓活習慣です。

臓活習慣は、人間のからだという小宇宙を成す「五臓」、この気の巡りを正しくし、活かすためのケアです。日々の生活に取り入れることで、未病の改善のみならず、自分自身の免疫力を、グッと高めることができます。


臓活というと、どこか難しいイメージを持たれるかもしれませんが、わたしがご提案する習慣は、どれも「誰でも、いますぐ、簡単に」取り入れることができるものばかり。

本書の見出しをざっと眺めていただければ、おわかりになるはずです。

花の香りや木々に癒やされながら、リズムのある生活を心がけ、自らのからだをととのえ、旬のものを食し、なにごともバランスよく考え、行動する。

そんな些細なことが、わたしがご提案する臓活習慣の根幹となるのです。

そう、どれもお金はかかりませんし、他人を頼る必要もありません。


もちろん、これらの習慣を取り入れ、からだの調子をととのえるのは、あなた、ご自身です。ぜひ、本書との出会いを機に、ご自身のからだの内側へ、目を向けてみていただきたい。

五臓のバランスをととのえることがいかに大切か、からだ中に気を巡らせることが、人生にどれだけ大きな影響を与えるのか。

まいにちの小さな習慣が大きな健康を作る。

膣活習慣を実践されることで、きっと、おわかりいただけるはずです。

本書をお読みいただき、膣活の大切さを、ひとりでも多くの方に知っていただければ、これ以上の幸せはありません。

ぜひ、膣活習慣を〝生活の知恵〟として取り入れていただき、健康面で不安定になりがちな時代を生き抜くための術を、力を、身につけていただければと存じます。

人生100年時代と言われるいまを、楽しく生きていきましょう。

尹　生花

第1章 まいにちの習慣

生活の中で、いますぐ取り入れられること

第2章 食するということ

健やかなこころとからだを作る食養生の習慣

第3章 不調・症状

からだとこころに現れる五臓からのサイン

第4章 こころの臓活

気を滞らせない考え方

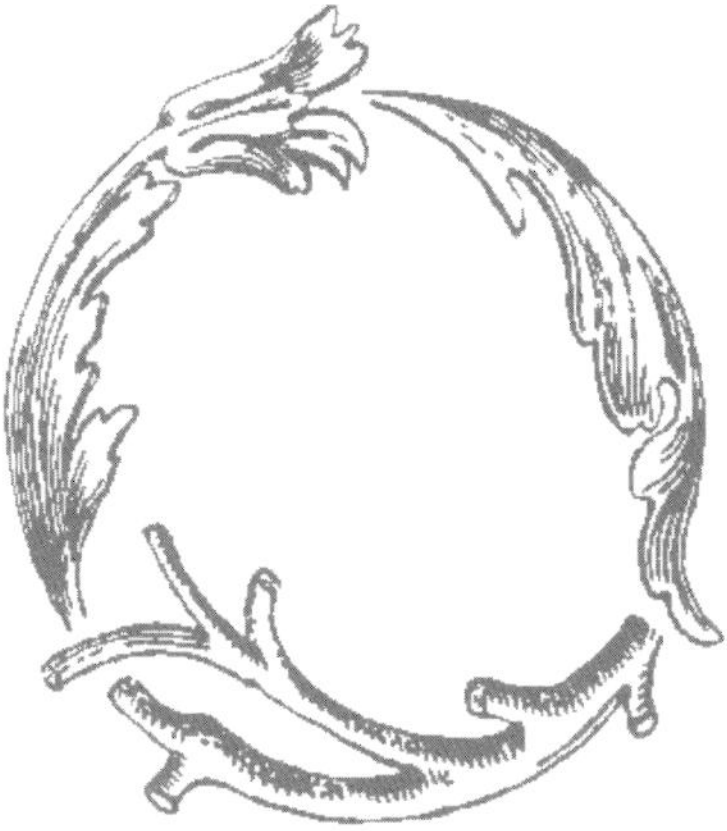

第1章

まいにちの習慣

生活の中で、いますぐ取り入れられること

1 見えなくても、「気」は存在している

臓活習慣においてもっとも大切なのは、「気の巡り」をととのえるということです。

日本語でも「元気」「病気」、あるいは「気のせい」「やる気」「気に入る」「気合い」など、「気」という言葉を用いた表現が、たくさんありますね。

この「気」は、目に見えません。そのため、どこか概念的に用いられていて、実際に、みなさんも「気とはどんなものだろう」と、あらためて考えたとき、明快で具体的な答えが出ない、という人も多いのではないでしょうか。

一方で、東洋医学の観点からお伝えしますと、この「気」は、確実に存在して

います。目には見えないけれど、客観的に存在する物質としてとらえられているのです。

みなさんは、花や食べ物の香りを見たことがあるでしょうか。しかし、それらはこの世に存在しない、とは考えないはず。確実に、そこにある。「気」も、それとまったく同じなのです。

ちなみに、わたしは「四診《ししん》」を通じて診断し、施術をしています。四診とは、顔色などから気の滞りを目で見て、お話を聞き、尋ね、そして実際にからだに触れることで気の状態を探るというものです。これらはどれも、見えない「気」を感じ、調節していく作業にほかなりません。

「気」は、わたしたちの体内に物理的に存在する、大切なエネルギーなのです。

「気」とは
わたしたちの体内に存在する
大切なエネルギー

2 「気の巡り」が悪いと、からだも不調に

「気の巡り」が悪いと、わたしたちのからだの中ではどのようなことが起こるのでしょうか。ここでは、全身にはりめぐらされた「気を運ぶ道」である「経絡《けいらく》」と、ひじやひざといった「関節」との関係を含めて説明していきます。

たとえば、「気」を車、「気」の通り道である「経絡」を道路と考えてみましょう。車が順調に道路を走っていれば問題ありませんが、渋滞が起こると、からだの中でさまざまな不調が発生しやすいのです。

とくに、五臓につながる「関節」は、からだの中の交差点のようなものです。

交差点は車が集まりやすく、渋滞が起きやすい場所なので、不調が発生しやすいのです。

からだの中では、ほかにも「血《けつ》」や「水《すい》（体液）」などが流れていますが、これらの流れを支える「気」がスムーズでないと、血や水にも悪影響が出ます。だからこそ、東洋医学では気の巡りを大切にします。

たとえば、水の滞りが肝臓で発生したら脂肪肝、心臓で発生したら心筋梗塞のリスクが高まります。血が滞ると腰痛や頭痛などの不調につながりやすくなります。

わたしたちのからだは、常に気が循環していなければなりません。そのために具体的にすぐできる習慣について、これからお話ししていきます。

交通渋滞のように
「気」が滞っていると
不調(事故)が起こりやすくなる

3

朝の「白湯《さゆ》」を習慣にする

季節を問わず、取り入れていただきたい臓活習慣の一つが、白湯。寝起きの水分補給として、白湯を飲むことをおすすめします。

白湯は、「胃」をやさしく動かすだけでなく、じつは、酸素の吸収にもいいことをご存じでしょうか。わたしたちのからだは、水と融合することで、はじめて酸素を取り込むことができるのです。

わたしが長年からだを診ているある女性は、実生活でもすっかり臓活を習慣化されて、健康そのものです。彼女は朝、起床するとすぐに窓を開けて空気を入れ替え、深呼吸し、その後ゆったりと白湯を飲むのだそう。朧活の観点から見ても、すばらしい習慣だと感心させられます。

彼女のからだには、必要な水分と酸素が、朝からしっかりと取り入れられ、気が巡っていることでしょう。

なお、白湯を習慣化するといっても、気負う必要はありません。

わたしは朝、50～100㎖ほどの白湯を飲んでいますが、50㎖ほど飲めば充分です。

ちなみに、朝の5時から7時は、「大腸」がもっとも働く時間帯です。できればこの時間帯に白湯を飲み、排便を促しましょう。

朝一番の「白湯」で
からだに必要な「水分」と「酸素」を
しっかり取り込む

4 「白湯」を飲むときのポイント

さて、白湯を習慣化するにあたって、できれば押さえておいていただきたいポイントがいくつかあります。

一つ目は、先ほどもご紹介した通り、多く飲む必要はないということ。50㎖ほどでいいでしょう。なかには極端な人がいらして、「白湯はからだに良いから」とマグカップに何杯も飲んでいた結果、水分の摂り過ぎでむくみがひどくなってしまったのだとか。これでは臓活になりません。

もちろん、体質によっては、多く飲んでも大丈夫な方もいるのですが、むくみやすい体質の場合は摂り過ぎないよう気をつけましょう。

二つ目は、熱過ぎる状態で飲まないということ。熱過ぎるお湯は、のどや食道にとって強過ぎる刺激となり、くりかえし刺激することで、食道がんにつながる恐れもあります。くれぐれも気をつけてください。

基本的には、50℃以下になるまで冷ましてから飲むようにしましょう。

三つ目は、面倒だと思ったら無理をしないこと。もし時間があれば、一度しっかり沸騰させてから冷ましたものを飲むのがより良いのですが、こだわり過ぎてつづかないと意味がありません。電気ポットでもウォーターサーバーのお湯でもいいですし、無理なくつづけられるのが一番です。

ぜひ、ご自身のつづけやすいやり方を見つけてもらえればと思います。

体質に合わせて多く飲み過ぎない
しっかり冷ます
面倒なら無理をしない

5 心地よい「香り」で、深呼吸を

わたしは無農薬のみかんの皮を干して、自作の陳皮《ちんぴ》（漢方薬の原料のひとつ）を作ることがあります。

あるとき、サロンに取材に来られた方が、この陳皮を干しているところを見て、「とてもいい香りですね！　思わず深呼吸をしたくなります」とおっしゃったのです。

そう、この「思わず深呼吸をしたくなる」香りこそ、深呼吸のポイント。

深呼吸をすると、自然に胸郭が開き、深くまで酸素が入るので、気の滞りを改善することができます。これを、東洋医学では「理気作用《りきさよう》」ともいいます。

たとえば、目の前に置いてあるスマートフォンに鼻を近づけて、思わず深呼吸したくなる、という人はいないでしょう。なぜなら、スマートフォンには気が通っていないからです。電化製品やプラスティックに、理気作用はありません。つまり、心地よい自然の香りにこそ、気の巡りを良くする理気作用がある、というわけですね。

ご自宅で簡単にできることとしては、生花を飾ってみてください。なかでも、季節を問わずさまざまな種類が出まわるバラは、とくにおすすめ。できれば、咲きはじめたばかりの若い切花がいいでしょう。

深呼吸したくなるような
自然の好きな香りをそばに置く

6

「自然の香り」が、気を巡らせる

前ページでは、気の滞りを改善するために、深呼吸が大切だということ。そして、その深呼吸を促すことから「心地よい自然の香りにこそ、気の巡りを良くする理気作用がある」ということをお伝えしました。

この「自然の香り」について、もう少しお話ししましょう。

気を巡らせる効果がある植物、つまり香りのある生花や果物などには、人間に良い影響をもたらす気が満ちています。

植物の気は酸素を発し、人間は酸素を吸う。そして、植物は人間が吐き出した二酸化炭素を吸ってくれるので、お互いに良い相性なのです。ですから森林浴などは、とても良いセラピーになることでしょう。

また、香水はすてきな香りがたくさんありますが、成分をよく見ると、化学的な成分やアルコールが含まれています。そのため、香水では理気作用は起こりません。しっかりした製造過程を経て作られたアロマオイル（精油）がおすすめです。そして何より「自分が心地よいと感じる香りかどうか」がポイント。

また、生花とはいえ、百合はとても良い香りを放つ一方、人によっては「香り（気）が強過ぎる」と感じることも。どうぞ、ご自身のお好みの「自然の香り」を選んで、気を巡らせてください。

生花や、きちんと作られたアロマオイル（精油）には気を巡らせる効果がある

7 「公園」は臓活のパワースポット

日常的に、心地よい自然の香りに親しむには、どうすればいいでしょうか。

おすすめしたように、生花を飾ったり、品質の良いアロマオイル（精油）を活用するのもいいでしょう。


しかしもっとも効率が良いのは、みなさんのまわりにある、緑の多い公園です。

わたしは毎朝、自宅近くの大きな公園を散歩し、季節の花の香りをかいで気を巡らせるのを、大切な日課にしています。

とくに忙しいときやストレスを感じるときは、少し公園に滞在して、深呼吸をくりかえしたり、簡単な太極拳のポーズをしてみたり。すると、滞っていた気がスーッと通って、頭がスッキリするのです。

また、公園に足を運ぶと、目には見えないのに「空気がきれい」だと感じる人も多いのではないでしょうか。

これは、公園の木々が出す酸素が豊富なため。仕事をして一日中家にこもっていると、どうしても人間は酸素が足りなくなってしまうので、ぜひ、意識的に公園に足を運んで、しっかり酸素をからだに取り込むようにしましょう。

深呼吸をすれば、気も巡ります。

自然の気に満ちた、公園。木々があり、花が咲き、誰もが訪れることができるこの場所を、臓活に活用しない手はありません。

意識的に公園に
足を運んで
しっかり酸素を取り込む

8

気をととのえる「お経」の効用

わたしはふだんの生活の中で、どんな些細なことであっても、「これは臓活に使えないだろうか?」と、よく、自分なりに実験をしています。

あるとき、あまりにやるべきことが多過ぎて、頭の中がいっぱいになってしまったことがありました。忙しさのあまり、いつもなら手元にある携帯電話を見失ってしまったのです。

こういうときに限って、探しものはなかなか見つかりません。

そこで、ふと思い出したのが、中国のお寺で教えてもらったお経の一節。

こころを落ち着けて、静かにその一節を唱え、再び探してみたところ、なんと、すぐに見つかるではありませんか。それも一回ではなく、その後も同じような経験をしたので、大変驚いてしまいました。

おそらく、忙しさでいっぱいになっていた頭が、「お経を読む」といったアクションでしんと静まり、こころが落ち着いたのでしょう。

つまり、お経を読むことで、気がととのえられたのです。

もちろんこれは仏教の神秘について述べているのではなく、忙しかったわたしの頭に、このときお経というツールが効いたというわけです。みなさんも、自分なりの「いったん気をそらす」何かを、持っておくといいかもしれません。

わたしは、いつか写経にもチャレンジしてみようと思っているところです。

こころがしんと静まる
あなただけの「気のととのえ方」を
探してみましょう

9
流行《はや》りの「ダイエット法」に惑わされない

臓活として、わたしがみなさんにお伝えしている毎日の過ごし方や不調の改善策、おすすめする習慣は、すべて中医学、東洋医学の根幹に基づいています。

これは何千年もの歴史の中で、人々の生活の知恵として根づいた、しっかりとエビデンスが取れているものばかりです。

一方で、昨今では短期的なエビデンスに基づく健康法やダイエット法が数多く存在します。

「十数時間のあいだ何も食べないほうがいい」「糖質は抜いたほうがいい」「○○だけ食べるダイエット」など、枚挙にいとまがありません。

これらすべてを否定するつもりはありません。体質に合っていて短期的に用いるのであれば、メリットが望めるかもしれないからです。

ただし、考えてほしいのは、体重計を見て喜ぶ前に、自分の五臓にどれだけ負担をかけているのかということです。

五臓の気をととのえ、代謝を良くする健康的なダイエットを選ぶべきか。目に見える数字だけを重視し、沈黙している五臓を痛め、その結果としてリバウンドの道を選ぶか。

あなたのからだに合うのは、いったいどちらでしょう。そもそも、日本には和食というすばらしい食文化があることを、忘れてはいませんか。

流行りのダイエット法に飛びつく前に、ぜひ一度、その事実に思いをはせてほしいと思います。

５０００年の知恵の宝庫「臓活」は生活に根づいたエビデンスが取れている

10

「かかと」を意識した歩き方

みなさんは、通勤時、あるいは散歩をするときなど、自分の「かかと」を意識して歩いていますか。

「そんなこと、意識したことがない」のであれば、わたしからすると「もったいない！」のひと言です。

なぜなら、かかとは五臓の「腎《じん》」と、深いかかわりがある場所。「腎」は、発育や成長、生殖といった、人間の根本的な活動に必要なエネルギーを蓄える働きを持ちますから、ふだんから薄毛や白髪、物忘れ、耳鳴り、頻尿やむくみといった症状に悩まされている人は、ぜひ、労《いた》わってほしい臓なのです。

なかでも、「腎」といえば、多くの女性が悩んでいるむくみや冷え、そして婦人科系の不調に直結します。ですからとくに女性は、かかとを意識した歩き方を、ぜひ、習慣化してほしいと思います。

逆に言うと、「かかとが痛い」という悩みをお持ちの女性は、婦人科系が弱い、またはなんらかの疾患があるといった可能性が高いかもしれません。

たとえば、階段を上るときは、足の裏側全体をステップにのせるイメージで、かかとから、踏みしめるようにしてみてください。もちろん、歩くときも、かかとをポンと地面につけて、刺激を与えるよう、意識しましょう。

この歩き方で「一駅分ウォーキング」をすれば、一石二鳥になりますよ。

かかとを踏みしめるように歩く

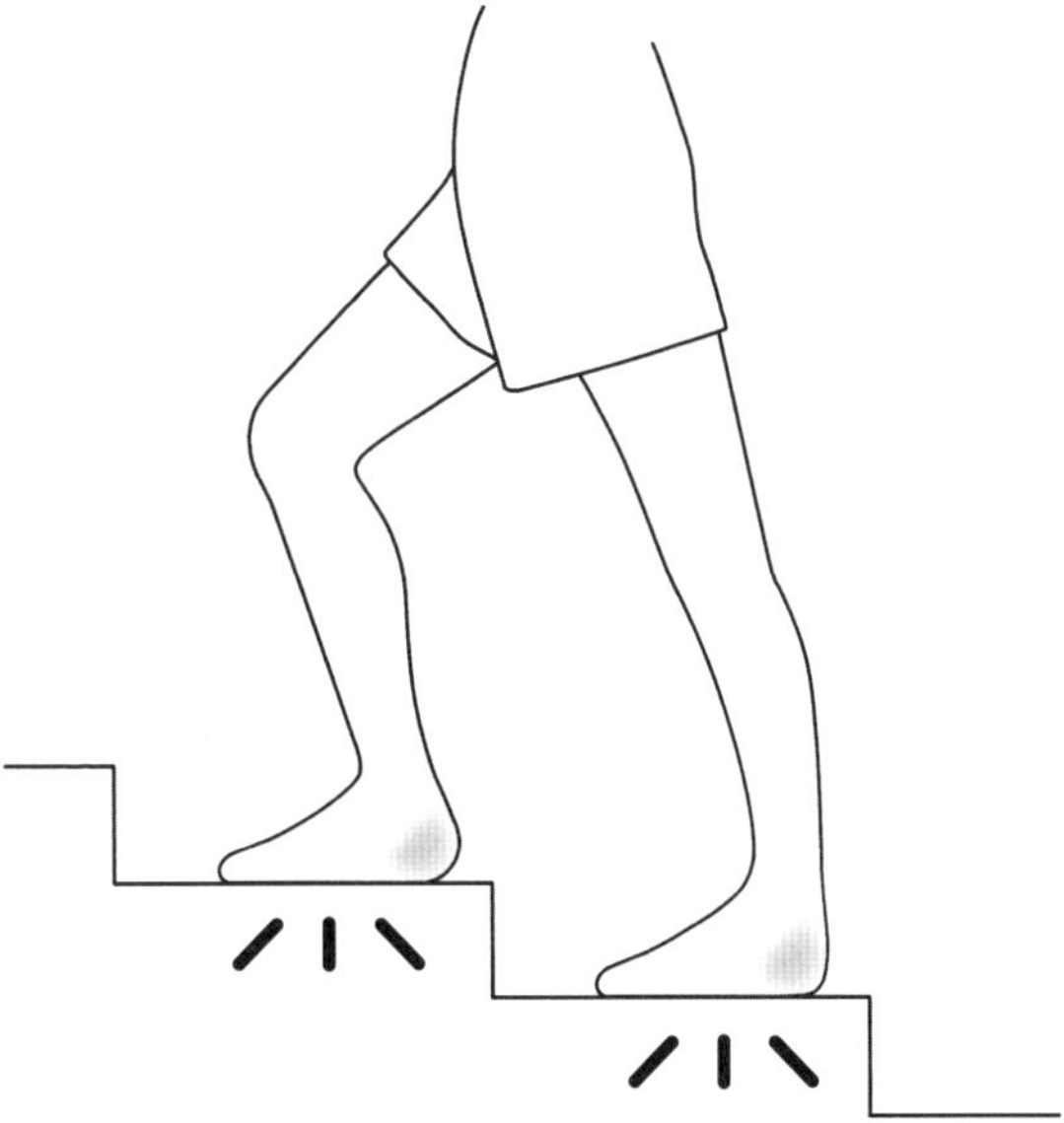

階段を上るとき、足の裏全体で
しっかりステップを踏む。
かかとを意識して踏みしめる。

「かかと」を踏みしめながら
ウォーキングすることが
「腎《じん》」を鍛える習慣に

11

臓活では「◯◯し過ぎ」に注意する

食べ過ぎる、飲み過ぎる、見過ぎる、歩き過ぎる。

また、SNSから刺激を受け過ぎる、情報を浴び過ぎる……。

これらの「◯◯し過ぎ」は、どれも五臓に負担をかけているのです。


じつは、「◯◯し過ぎ」はすべて、東洋医学でいう「五労《ごろう》」に当たります。

「五労」とは簡単に言うと、人体を疲労させる五つのもの。

東洋医学では、「五労」も「五臓」それぞれの働きと対応していると考えます。

簡単に説明しますと、五臓の肝《かん》は「歩き過ぎ」、心《しん》は「視《み》過ぎ」、脾《ひ》は「座りっぱなし」、肺《はい》は「寝過ぎ、寝たきり」、腎《じん》は「立ちっぱなし」に、それぞれ当てはまります。

たとえばＳＮＳなどを見過ぎる行為は「心《しん》」の臓を弱らせるのですが、それは、「心」の五労が「視過ぎ」に当たるため。


つまり、この「五労」を頭に入れておけば、ふだんの生活において、どんな「◯◯し過ぎ」に意識を向けるか、注意すればいいのか、わかるのです。

歩き過ぎ、見過ぎといった、わかりやすい「◯◯し過ぎ」はもちろん、じつは喜び過ぎる、はしゃぎ過ぎるといった一見ポジティブな行為も、五臓の「心」に負担をかけてしまいます。

臓活においては、あらゆる「◯◯し過ぎ」に留意していきましょう。

五臓に対応する「五労《ごろう》」
これを知識として
覚えておきましょう

12

気が巡ると、部屋もきれいになる

臓活習慣では、「気を巡らせる」ことが、からだの不調などにも効いてくるとお話ししてきました。では、気が巡ると部屋もきれいになると言ったら、みなさんは驚かれるでしょうか。

ある50代の男性は、長年の深酒がやめられず、健康診断では肝内石灰化《かんないせっかいか》、大腸にはポリープが見つかり、激しい気うつにも陥っていました。

お会いした当初こそ、ネガティブなため息ばかりついていましたが、しばらくわたしの施術を受けながら、自宅でもしっかりと食養生などの臓活習慣を徹底していただいた結果、こうおっしゃるようになりました。

「以前は家では一歩も動きたくなかったのですが、最近、部屋の掃除をしたくなったんです」

また、ある40代の女性は、病院の血液検査で腎臓の数値が悪かったと、わたしの元にお見えになりました。肥満を気にしていらっしゃったので、とにかく気を巡らせることに尽力した結果、ご本人の努力もあり10キロも痩せられ、やはり、こうおっしゃいます。

「だるくて、休みは家で寝てばかりいたのですが、最近は掃除がはかどります」

気が巡り正常化すると、気持ちが変わる。当然、行動も変わるのです。

気が巡れば、気持ちが変わる
気持ちが変われば、行動が変わる

第2章

食するということ

健やかなこころとからだを作る食養生の習慣

13

からだ作りは「朝ごはん」からはじまる

みなさんは、「朝ごはん」を食べていますか？

さまざまなからだの不調を訴える方々に、わたしはまず「ところで、朝食は食べていますか？」と、かならずお聞きしています。なぜなら、臓活のからだ作りにおいて、もっとも重要な基本習慣こそが、この「朝ごはんを食べる」ということだからです。

実際、不妊や女性疾患などの不調で悩まれている方の多くが、この「朝食抜き」の生活をされています。一日に必要なエネルギーが足りないのですから、「さもありなん」といったところ。

また、これは女性に限った話ではありません。さまざまな不調を抱える多くの人が、「朝食抜き」。あるいは、本来からだが「朝ごはん」を吸収しやすい時間帯に食べていない。これが現実なのです。

あらゆる不調に「朝食抜き」が潜んでいるという実情を、わたしはこれまで多く見てきました。そもそも朝は消化のための胃酸がたくさん出る時間なので、何も食べていないと、自分の胃壁を攻撃することになってしまいます。

健やかなからだ作りは、とにかく「朝ごはん」を食べることから。

ただし、決してたくさん食べればいいというわけではありません。少量でもいいので、とくに不調がない場合はたんぱく質をメインに摂ることが、臓活の基本になります。

「朝ごはん」を食べる
これが臓活の
基本中の基本

14

朝ごはんを7時前後に食べる

「朝ごはん」において、ぜひとも取り入れていただきたい、臓活習慣のコツがあります。それは、ずばり朝食を摂る〝時間〟です。

たとえば、みなさんも「五臓六腑《ごぞうろっぷ》」という言葉をご存じでしょう。これは、わたしたちが健康に生きていくための、必要なからだの働きを五つの臓と六つの腑に分類したもの。そして、この「五臓六腑」には、それぞれの臓腑がもっとも活発に働く時間帯が存在します。

つまり、朝起きてから夜眠りにつくまで、この「五臓六腑」のリズムに見合った一日を過ごすことこそが、もっとも効果的な臓活習慣となるのです。

さて、「胃」がもっとも活性化し、消化を促す時間帯は、朝7時から9時。この時間に消化することを考えると「7時前後に朝ごはんを食べる」のがベストだと言えるでしょう。

さらに、食べたものから栄養を取り出し、そのエネルギーを全身に運んでくれる「脾《ひ》」がもっとも活性化する時間帯は、朝9時から11時。ここで運ぶものが何もなければ、一日に必要なエネルギーが不足して、五臓それぞれの働きも低下してしまいます。

「胃」は7時から9時
「脾《ひ》」は9時から11時が
もっとも活性化する

15

「おかゆ」はおすすめの食養生

朝食を摂ることの大切さについて、おわかりいただけたと思います。

しかし、いまは胃弱や便秘などで「朝から、ごはんを食べる気にならない」「食べたいけれど、胃が重くて受けつけない」という人も、大勢いらっしゃることでしょう。そんな人に、試していただきたいのが「おかゆ」です。

消化機能が弱っているとき、臓に負担をかけることなく食べられる「おかゆ」。東洋医学でも、からだの中で食べ物の消化吸収を担う、「脾《ひ》・胃《い》」にやさしいとされるおかゆは、おすすめの食養生とされています。

食養生とは、食べることでこころとからだの不調をととのえること。おいしく臓活できるのですから、取り入れない手はありません。

中国では、ほとんどの人が毎朝「おかゆ」を食べる習慣があります。中国におけるおかゆの歴史は古く、後漢時代の医学書『傷寒雑病論《しょうかんざつびょうろん》』には、すでに「おかゆ」の薬効が記されているほど。それだけ人が生きていくための養生の歴史とエビデンスがあるのです。おかゆは栄養素が高く、長寿を養うための食とも言えるでしょう。

暴飲暴食や、ストレスで疲れたからだには、断然「おかゆ」がおすすめです。

こころとからだの不調には
まずは朝、
一杯のシンプルな「おかゆ」を

16

基本の「臓活おかゆ」の作り方

さて、「臓活おかゆ」のレシピは何十通りもありますが、まずは、白米と水に梅肉をのせるだけの「白米のおかゆ」をおすすめします。塩も入れず、お米のやさしい甘さがうれしいシンプルなおかゆは、ほかには何も受けつけないというときでも、からだを養生し、エネルギーを補いながら、からだをととのえてくれることでしょう。

ここでは、基本の「白米のおかゆ」のレシピをご紹介します。

〈材料・2人分〉

白米…1／2合以下、水…600㎖、梅干し…2個

1、白米は、水がにごらなくなるまで洗って、ざるにあげる。

2、梅干しは種を取り除き、包丁でたたく。

3、鍋に白米と水を入れて中火にかける。沸騰したら木べらで鍋底をこそげるように混ぜ、少しずらして蓋をして、弱火で30分煮る。

4、器に盛り、梅肉をのせる。

「白米のおかゆ」で体調が戻ってきたら、からだの状態や季節に合わせて具材を変えていきましょう。たとえば鶏肉や鮭など、たんぱく質を加えるのもいいですね。

ちなみに、おかゆを作るときは、鍋の上澄みにこそ栄養がありますから、絶対に捨てず、そのまま召し上がるようにしてください。

臓活にはまず「白米おかゆ」
やさしい甘さで
じんわりとからだを養生する

17

食事のコツは「旬のもの」を食べること

臓活において、食事はもっとも簡単に取り入れやすく、また、五臓の働きを維持するためにも、なにより大切にしたい身近な養生の一つです。

最初に意識していただきたいのが、「旬のもの」を食べるということ。人間の五臓の働きは、季節の流れに連動しています。よって、旬のものは、その季節ごとのからだの状態に合っていて、受け入れやすく、相性の良い食材と言えます。言うまでもなく、旬ならではの栄養と旨味も、詰まっています。

たとえば、秋は「肺《はい》」の季節で、乾燥しやすくなります。そのため、からだを潤わせる梨や山いもなどを積極的に摂るようになるでしょう。つまり、その時々のからだ（臓）が必要としている食材、というわけです。

また、臓活では、なによりバランスを大切にしますから、食材のかたよりや摂り過ぎを防ぐといった側面からも、理にかなっていて、大きなメリットがあるのです。

いくら臓に良いからといって、同じ食材ばかりを毎日食べつづけたり、過剰摂取したりすると、かえって臓の負担になってしまいます。「過ぎたるは及ばざるがごとし」ということですね。

五臓の働きを促す「旬のもの」をバランス良く取り入れ、季節に合わせた食事を楽しむのも臓活なのです。

旬のものを取り入れて
バランス良く
食のかたよりを防ぐ

18

「春・夏」に取り入れたい食材の色

「旬のもの」と合わせて、臓活習慣に取り入れていただきたいのが、五臓それぞれと相性の良い「五色」を意識した、食材選びです。

「五色」とは、青（緑）色、赤色、黄色、白色、黒色に分けられます。たとえば菜の花やセロリは青（緑）色など、そのまま食材の見た目の色によって、五臓それぞれに有効な働きがあるとされます。

青（緑）色は「肝《かん》」、赤色は「心《しん》」、黄色は「脾《ひ》」、白色は「肺《はい》」、黒色は「腎《じん》」を活かしますが、この五臓それぞれに対応する色を覚えておくだけでも、食材選びのヒントとなるはずです。

さて、「肝《かん》」とつながる季節である春に取り入れたいのは、「青（緑）」色の食材。春に旬を迎える緑色の野菜は、滞りがちな気や血《けつ》の流れをスムーズにして、巡りを良くしてくれます。なかでも、春菊や菜の花、春キャベツ、ニラ、セロリ、香味野菜のパクチーなどがおすすめです。

また、「心《しん》」とつながる季節である夏に取り入れたいのは、「赤」色の食材。暑い季節ですから、熱を持ちやすいからだをクールダウンさせてくれる、トマト、スイカ、小豆や、旬のきゅうり、冬瓜などを摂りましょう。

ただし夏の野菜はからだを冷やすので、冷え性の方は、摂るのは朝より夜のほうがいいでしょう。

季節に合わせた食材選びには
それぞれに対応する
「五色」を覚えておく

19

「秋・冬」に取り入れたい食材の色

「五色」を意識した食材選びのヒントを、「春・夏」シーズンにつづき、「秋・冬（梅雨）」シーズンも、ご紹介していきたいと思います。

まず、「肺《はい》」とつながる季節である秋に取り入れたいのは、「白」色の食材。大気の乾燥から肺を守り、潤してくれる白い食べ物として、梨、山芋、長ねぎ、豆腐、牛乳、白米などをおすすめします。

「腎《じん》」とつながる季節である冬に取り入れたいのは、「黒」色の食材。寒さで疲れやすい冬には、疲労回復にすぐれた栗、黒ごま、昆布、ひじき、黒米、うずらの卵、

●この本をどこでお知りになりましたか?(複数回答可)

1. 書店で実物を見て　2. 知人にすすめられて
3. SNSで(Twitter:　Instagram:　その他　)
4. テレビで観た(番組名:　)
5. 新聞広告(　新聞)　6. その他(　)

●購入された動機は何ですか?(複数回答可)

1. 著者にひかれた　2. タイトルにひかれた
3. テーマに興味をもった　4. 装丁・デザインにひかれた
5. その他(　)

●この本で特に良かったページはありますか?

[　　]

●最近気になる人や話題はありますか?

[　　]

●この本についてのご意見・ご感想をお書きください。

[　　]

以上となります。ご協力ありがとうございました。

郵便はがき

お手数ですが
切手を
お貼りください

150-8482

東京都渋谷区恵比寿4-4-9
えびす大黒ビル
ワニブックス書籍編集部

お買い求めいただいた本のタイトル

本書をお買い上げいただきまして、誠にありがとうございます。
本アンケートにお答えいただけたら幸いです。
ご返信いただいた方の中から、
抽選で毎月5名様に図書カード(500円分)をプレゼントします。

ご住所　〒 TEL(　　-　　-　　)	
(ふりがな) お名前	年齢 歳
ご職業	性別 男・女・無回答
いただいたご感想を、新聞広告などに匿名で使用してもよろしいですか?　(はい・いいえ)	

※ご記入いただいた「個人情報」は、許可なく他の目的で使用することはありません。
※いただいたご感想は、一部内容を改変させていただく可能性があります。

あるいは、精をつけてくれるナマコなどもおすすめです。

そして、「春・夏」シーズンにあたる肝《かん》・心《しん》、「秋・冬」シーズンにあたる肺・腎のあいだに、「脾《ひ》」につながる時期があります。脾は、季節でいうと、夏から秋の間の「長夏」に該当し、「梅雨」を含む〝季節の変わり目〟にあたります。

この脾の時期に取り入れたいのは、「黄」色の食材。梅雨などの重だるさは消化不良を招くため、胃腸の働きを活発にし水分代謝をととのえてくれる、さつまいも、とうもろこし、かぼちゃ、栗、大豆、しょうがなどがおすすめです。

秋は乾燥
冬は冷え
梅雨時期は消化不良に気をつける

20

迷ったら、オールマイティな「りんご」を選ぶ

東洋医学では、食材ごとの「性質」を見いだし、これを利用して、適切な食事をご提案することがあります。

食物の性質を表す東洋医学の用語で、「寒性」「涼性」「平性」「温性」「熱性」などといいますが、つまり、その食材に、からだをあたためる作用があるのか、あるいは、からだを冷やしたり、熱を冷ます作用があるのかといった〝効能別〟に、食材を分類しているのです。

よりくわしく知りたい方は、薬膳をお勉強するのもいいでしょう。ただ、そこまで細かく知らなくても取り入れられるのが、どんな季節や気温であっても、あ

るいは体質にも関係なく摂ることができる、オールマイティ(中庸)な「平性」と呼ばれる食材です。

その代表格として、ぜひ覚えておいていただきたいのが、りんご。

果物でいうと、キウイやスイカ、いちご、みかんはからだを冷やす作用がありますか。逆に、桃や栗は温性でからだをあたためます。それぞれ、体質によっては避けたほうがいい場合もありますが、りんごだけはオールマイティ。つまり、迷ったときは「りんご」をセレクトしておけば間違いない、というわけです。どんな体質であっても、からだにやさしく働き、ビタミン補給や抗酸化作用をもたらしてくれるでしょう。

どの五臓にとってもバランスが良い果物です。

オールマイティな果物、りんごは体質に関係なく摂ることができる

21

「スムージー」の習慣はからだを冷やす

少し前、「栄養があるから」「野菜を手軽に摂れるから」という理由で、朝にスムージーを摂ることがブームになりました。

もちろん、体質に合っていればいいのですが、日本人が毎朝スムージーを摂るとからだが冷えてしまい、栄養を摂るどころか、胃腸を悪くしてしまう可能性が、とても高いのです。おそらく、わたしがスムージーを朝に摂りつづければ、体質的には、きっと1週間もせずに、胃が痛くなるだろうと思います。

スムージー自体が悪いわけではありません。体質や、摂るタイミングが合っていて、胃腸の状態が良ければ、栄養として吸収することができるでしょう。よほど暑い時期で室温も高く、からだを冷やす必要がある。そんなときに数日間だけスムージーを摂り入れるのなら良いでしょう。

しかし、スムージーを習慣化することは、からだを冷やし、体調を悪くするリスクがあります。

最近では、朝ごはんとして果物だけを食べるという人もいるようですが、これについても、ビタミンなどを摂るメリットよりも、からだを冷やすデメリットのほうが大きいと思っています。

朝ごはんにスムージーや果物だけで、からだの調子があまり良くない人は、ぜひ見直してみましょう。

いいと思ってやっている
その食習慣を
一度見直してみる

22

おやつには「カカオ70%のチョコレート」

「おやつとして食べるなら、どんなものがいいですか？」と、よく聞かれることがあります。

わたしがおすすめしたい一番いいおやつは、やはり、自然の甘味のあるサツマイモ。干し芋などもいいですが、なるべく添加物が多いものは避け、無農薬栽培で作られているような、生産過程がしっかりしているものを選ぶようにしてください。

とはいえ、「あれもダメ、これもダメ」では、かえってこころにもからだにも悪いので、せっかくおいしいものが目の前にあるときは、楽しんで食べてほしいと思います。

そこで、みなさんがふだんの生活に気軽に取り入れられるお菓子で、臓活をしながらでも「食べていいですよ」とお伝えしているのは、カカオ70％以上のチョコレートです。カカオは健康や美容に良い影響を与えるポリフェノールが豊富。抗炎症作用やコレステロールの数値改善など、たくさんの効果効能があります。一般的なチョコレートはカカオ含有量が少ないものも多いので、含有率が70％以上のダークチョコレートをおすすめしています。

とはいえ、食べ過ぎはよくないので、少量だけ食べるようにしましょう。

チョコレートを食べるなら
カカオの含有量が
多いものにする

23

朝ごはんに「たんぱく質」を取り入れる

貧血をはじめ、体調を崩しやすい人に食生活を尋ねてみますと、どうも朝ごはんのバランスが悪い傾向があるようです。

すでにお伝えしたスムージーや、果物だけは言わずもがな、太るからと主食を抜いていたり。なかでも、たんぱく質が圧倒的に足りない、という現実は見逃せません。

できれば、肉類、魚類、豆類をバランス良く摂るのが理想です。豆乳も、手軽に取り入れることができるので、とてもいいと思います。

ですが、朝からあれもこれもできない、という人は、まずは卵を取り入れることからはじめてみてはいかがでしょう。もちろん「コレステロールが気になる」という人もいらっしゃると思いますが、週に3～4回、朝ごはんに取り入れる程度なら、さほど問題にならないはず。

あるいは、どうしてもコレステロールが気になるのなら、おすすめはうずらの卵。鶏卵よりコレステロールが低く栄養価も高いので、朝に2つほど取り入れてみてください。

そして、スクランブルエッグや卵焼きのように、油を使う料理はなるべく避けてください。ゆで卵や、おかゆに落とすなどの食べ方がおすすめですが、新鮮な卵なら、卵かけごはんもいいでしょう。

朝ごはんのたんぱく質で、しっかりと血液を作り、蓄えましょう。

「うずらの卵」は
コレステロール値も低く
朝のたんぱく源として優秀な食材

24

子どもの健康は、生活のリズムから

いま、朝の全校集会などで、小学生のまだ小さなお子さんが、貧血で倒れてしまうなど、体調を崩すことが増えていると聞きました。

これは、朝ごはんを食べない子どもが増えているという事実と、切っても切り離せないことのように思います。

これらのお子さんは、朝ごはんを「食べたくない」と言うのだとか。

そこで、まずは親御さんが、朝になればちゃんとお腹がすくように、お子さんの体調をととのえ、胃の気を正常に巡らせてあげる必要があります。

ぜひ、お子さんの生活リズムを、しっかりと見直してあげましょう。

たとえば、塾などで帰宅時間が遅くなり、夕食を摂る時間が遅くなっている。あるいは、ゲームなどをして、まだ小学生なのに23時を過ぎても起きている。

そんな生活をしているようであれば、完全に体内のリズムが乱れていますから、当然、朝7時前後にお腹がすくこともないはずです。

子どもの健康を考えるなら、まずは、生活を臓活のリズムに合わせてあげてください。夕食を、「腎《じん》」のゴールデンタイムである17時から19時のあいだに食べさせれば、自然と、朝7時前後にはお腹がすくはずです。

気が巡っているお子さんは、こころが歪むこともありません。

ぜひ、お子さんのからだとこころを、気で巡らせてあげましょう。

子どもの「臓活」の基本は生活リズムをととのえること

25

ビールより「少量のお酒」をたしなむ

お酒が五臓にどう影響するか。

これについては、東洋医学の見解のみならず、わたし自身が臨床を重ねていく中で、見えてきたことがいくつかあります。

たくさんの人のからだを診てきた経験上、以前から、とくにビールをジョッキで飲むような飲み方は好ましくないと考えてきました。お酒にもいろいろありますが、個人的には、ビールはあまりおすすめできません。

2023年に、厚生労働省が発表した「健康に配慮した飲酒に関するガイドライン」によれば、女性の場合、500㎖ロング缶のビール1本で、生活習慣病のリスクを高める飲酒量を満たしてしまうことになります。

つまり、ジョッキでビールを飲んだあと、別のお酒……といった酒量は、高血圧やがんに直結するほどの、危険な飲酒量だということです。

酒量を自分でコントロールできない人は、メンタル面でなんらかのトラブルを抱えているか、五臓のバランスが崩れているということがわかります。こころと五臓がととのっていれば、度を越してまで「飲みたい！」とは思わないからです。

ただし、少量のお酒を夕食前に、いわゆる食前酒としてたしなむのはいいでしょう。逆に、食欲増進や食事の吸収が良くなるといったメリットも。

その場合も、ビールより、日本酒や紹興酒を選びましょう。

お酒を飲むなら
食前酒として
少量をたしなむ

第3章

不調・症状

からだとこころに現れる
五臓からのサイン

26

いつも機嫌の悪い人は「気の巡り」が悪い

怒っている人、イライラしている人を目の当たりにすると、「この人は、うまく気が巡っていないのだなあ」と、こころの中で思うことがあります。

これを「気滞《きたい》」と言って、気が滞っている状態のことを指します。

そもそも、わたしが提案している臓活とは、「五臓」の気を巡らせて、それぞれの臓を活性化させていくこと。つまり、「五臓」の滞りは、気の滞りと同じなのです。ですから、気の巡りが悪いということは、体調が思わしくない、ということでもあります。

加えて、ひと言で「気の巡りが悪い」と言っても、その人の体質や症状によって、栄養不足で気が足りていないのか、ストレスなどで気が滞ってうまく流れていないのか、疲れによって気が消耗してしまっているのか、いろいろな状況があります。その原因が一つではないということも、知っておいてください。

また、同じ食べ物を摂っても、気の巡りの良い人はうまく吸収し排出することができますが、気が滞っているとうまく吸収することができず、便秘になったり、むくんだりしやすいでしょう。

これは、こころの状態も同じ。イライラしたり怒ったりする人は、気の巡りに、どこか狂いが生じているのです。イライラしているなと思ったら、ご自身に気が巡っていないことを認識して、何か一つからでも、この臓活習慣を実践していくようにしましょう。

気の巡りの悪さは
こころにもからだにも
影響を及ぼす

27

夜11時ごろには布団に入る

わたしたちのからだを構成する「五臓六腑《ごぞうろっぷ》」には、それぞれの臓腑がもっとも活発に働く時間帯が存在し、その時間に合わせた生活が大事だと、すでにお伝えしました。なかでも、とくに意識しておきたいことの一つは、夜11時ごろの就寝。遅くとも、日付が変わるころまでには眠ることです。

夜11時から深夜1時は、「胆《たん》」の新陳代謝がもっとも盛んになる時間帯です。胆は、消化に直接かかわる胆汁《たんじゅう》を生成、貯蔵、排泄するところ。この時間帯にしっかり寝ていると、翌日の目覚めも良く、頭もすっきりします。少なくともこの時間には布団に入って横になりましょう。

そして、血《けつ》を貯蔵する「肝《かん》」の時間である午前1時から3時のあいだには、すでに熟睡していることが大切。この時間帯には、血が貯蔵され、肝の細胞自体も修復されるので、熟睡することで肝をしっかり休ませなければなりません。

これは東洋医学的な観点だけではなく、わたしのこれまでの経験上、実際にこの時間帯にしっかり眠っている人は、肌ツヤもよく、活動的です。

一方で、覇気《はき》がなく、「胆」や「肝」が弱っている人は、せっかく寝ようと思っても、なかなか寝つけないという悪循環も。そんなときは、横になるだけでも血が肝に戻っていきますから、あせらず布団に入りましょう。紙の本を読むのもいいですね。ただしそこで目に刺激の強いスマートフォンなどを見てしまうと、ますます眠れなくなります。

深夜の11時から3時は「胆」や「肝」をしっかり休めるための時間

28

気が上がっているときは「わきの下」をたたく

感情的に怒ったりイライラしているとき、人とたくさん話し過ぎて疲れ、足元がおぼつかないようなときなどは、「気」が上がっているととらえます。中国語ではこのような状態を「上火（サン・フォ）」と言います。「火が上がる」という意味で、頭に熱が上がった状態のことを示す、わかりやすい言葉です。

気が上がったまま滞っていると、眠れなくなったり、上半身、とくに顔などに吹き出物ができたり、アトピーにもつながることがあります。

そんなときは、「肝《かん》」につながる関節である「わきの下」をたたきましょう。これは眠れないとき、仕事などに集中し過ぎているとき、あるいはイライラしたり、ストレスを感じやすいときにもおすすめです。スーッと気が下がっていくのを感じられるでしょう。

まずは、左腕をまっすぐ伸ばし、軽く開いた右手で「左わき」を20回ほどたたきます。そして、同じ要領で「右わき」もたたいてください。不調が強いときは強めにたたくと、より効果的です。

また、実際に頭に熱が上がっている状態なので、頭のてっぺんあたりを、手やコーム（くし）などでジグザグにマッサージしてもいいでしょう。ほかには、足湯をして上がっている熱を下ろすのも効果的です。

こうして気の滞りを流し、改善すると、精神的な不安が減少するため、睡眠の質もアップすることでしょう。

肝につながる「関節たたき」

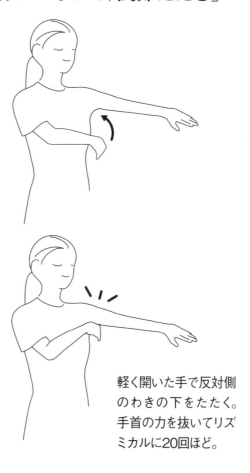

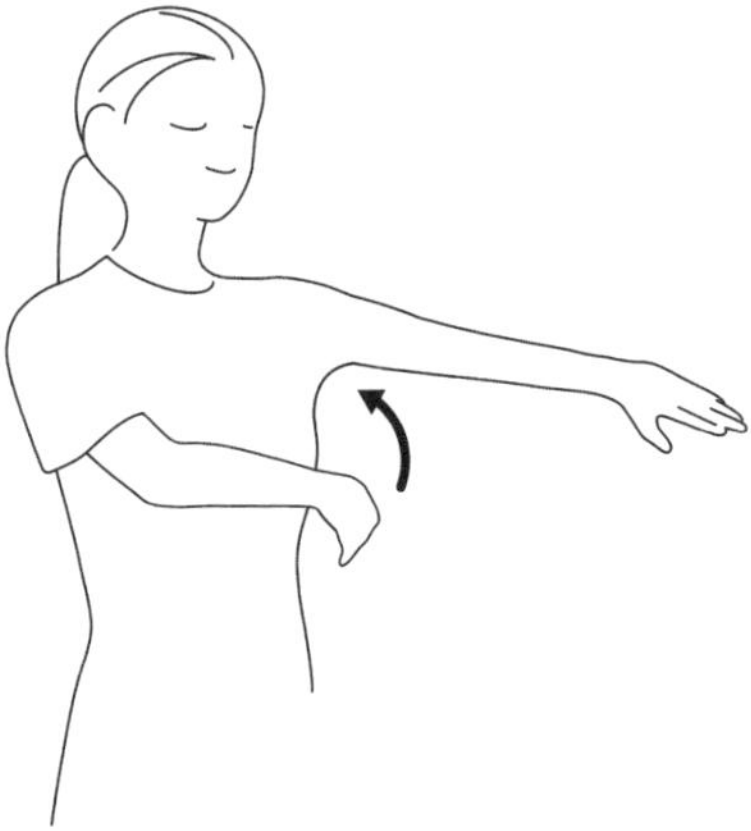

軽く開いた手で反対側
のわきの下をたたく。
手首の力を抜いてリズ
ミカルに20回ほど。

PICK UP

頭のてっぺんマッサージ

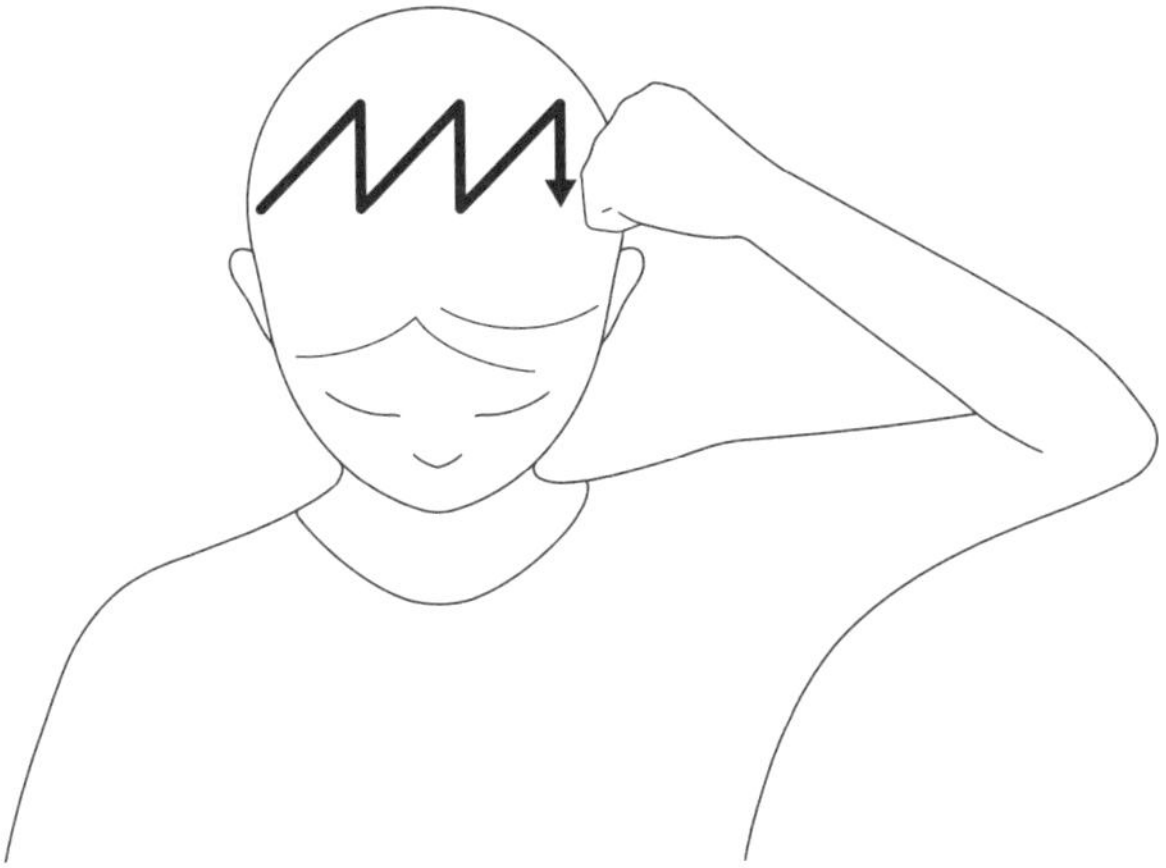

頭のてっぺんあたりを、
指の第二関節やコーム
（くし）などを使って、
ジグザグにこするよう
にマッサージする。

「わきの下」たたきや
頭のマッサージで
気の滞りが流れていく

29

冷えて眠れないときは「足湯」

寒い季節、とくに冷え性の方は、からだが冷えて眠れないのではないでしょうか。なかでも「腎《じん》」という臓が弱っている場合、冬になると下半身に水分が溜まりやすいので、とくに下半身に強い冷えを感じるかもしれません。

そんなときこそ、足湯の出番。お風呂の桶をそのまま使ってもいいですし、最近では安価な足湯専用のバケツも、売られているようです。

入浴剤を入れてもいいのですが、わたしの場合、沸かしたお湯に、多くの人が単なる「生ゴミ」として捨ててしまう、みかんの皮やしょうがの皮をポイッと放り込みます。驚かれる人も多いかもしれませんが、捨てるものとはいえ、自然の生ものには、しっかりエネルギーがあるのです。これは煮出しても、入れるだけでもかまいません。みなさん、食べ物のエネルギーは口から摂るものと思い込んでいるようですが、こんなふうに足から経皮吸収することもできます。ぜひゴミに出す前に、臓活に活用してみてください。

そして、湯が熱いうちは桶の上に足をのせて、ふくらはぎを湯気であたためてみましょう。このとき、ふくらはぎの裏にあるツボ「承山《しょうざん》」を意識するのがポイント。湯気が立たなくなってきたら、足を湯に浸けます。

足湯をすると、頭に上っていた気がスーッと下りてきて、ほどなく眠くなるでしょう。

また、冷えているときは、湯たんぽなどでおへそをあたためるのもおすすめです。

足湯であたたまる

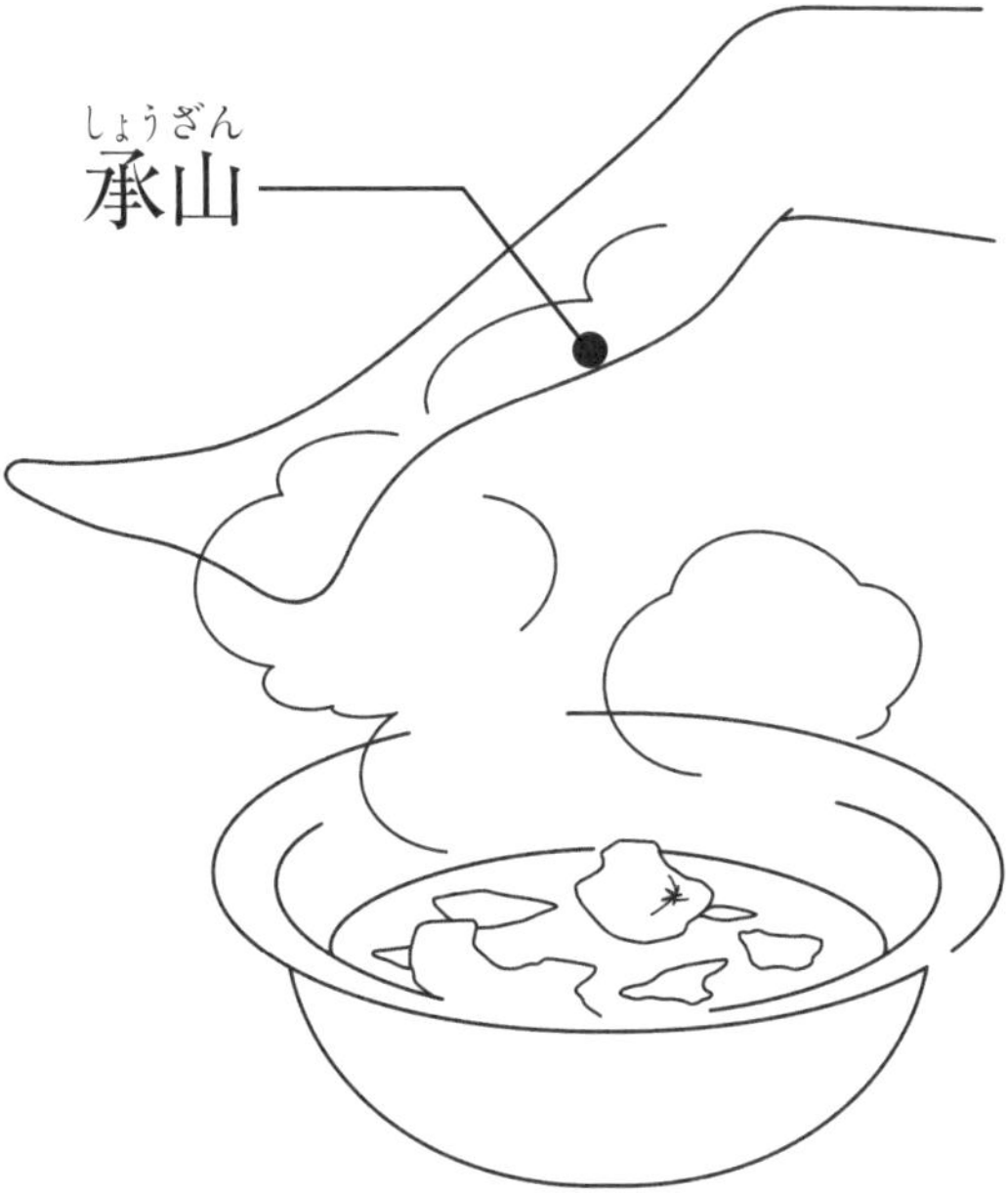

洗面器や桶、バケツなどに熱い湯をはり、みかんやしょうがの皮を入れる。

湯が熱いうちは、足を容器の上に置いて、ふくらはぎの裏にあるツボ「承山《しょうざん》」を意識しながら湯気を当てる。

「足湯」をするなら
みかんやしょうがの皮なども
入れてみる

30

化学的なものに頼り過ぎない

冬の寒い日。外出先などで、使い捨てカイロを使う人は多いのではないでしょうか。適宜使用するには、とてもすぐれたものだと思います。

しかし、臓活の観点から見ますと、臓に対するアプローチはイマイチという側面もあります。人工物である使い捨てカイロには気が通っていませんから、あくまで局所的な処置。からだを、芯からあたためることはできないのです。

あるいは、なんらかの腫瘍などをもっている方の場合、一部分だけを必要以上にあたためることで、さらに腫瘍を大きくする可能性も。

つまり、化学的なものを用いる際は、何かしらのリスクを伴うケースもあるのです。

冬場に気をつけておきたいものとして、ほかにも電気毛布があります。布団が一気にあたたまるので、重宝されている人もいらっしゃるかもしれませんが、長時間の使用はからだを乾燥させてしまう恐れがありますので、布団に入るまでの使用をおすすめします。

つまり、たとえば冷えの改善においても、先ほどご紹介した足湯をはじめ、できるだけ自然の力を使うことが、臓活においては好ましいと言えるのです。

足湯が面倒であれば、湯たんぽを使うのもいいでしょう。日中であれば、日の当たる窓に背中を向けて日向ぼっこもおすすめ。太陽の力で、からだが芯からあたたまります。

太陽の光や
お湯で
からだを芯からあたためる

31

「冷え」を感じたら、そのまま放置しない

わたしは、たとえ真夏でも、氷を入れた冷たい飲み物は飲みません。

これは、朝食にスムージーなどをおすすめしない理由と同じで、内臓を冷やしてしまう恐れがあるためです。

実際に、施術においても、本人の自覚はなくとも、からだを触るとかなり冷えている、というケースは多く見られます。もちろん体質にもよりますが、かなりの確率で、ストレスや乱れた生活習慣などにより、現代人は冷えているということを、認識してほしいのです。

「冷え」は免疫を低下させ、内臓の機能を弱めてしまう、とても恐ろしい症状です。慢性的な症状だからと、見過ごすのはやめましょう。したがって、臓活において

大切なのは、からだの「冷え」を感じたら、そのまま放置しない、ということ。

すでにご紹介した通り、白湯を飲む、湯たんぽを使う、自然の太陽光を浴びてからだをあたためる、などができれば良いのですが、素早く対処するという点においては、前述した市販のカイロを使うのも良いでしょう。

その際、腰のうしろ側、尾てい骨の上あたりにある「仙骨《せんこつ》」のあたり、あるいは、おへその真裏にある「命門《めいもん》」というツボのあたりを意識して、あたためてみてください。また、足の裏に貼るカイロなどを使って、「湧泉《ゆうせん》」というツボのあたりをあたためるのもおすすめです。

その上で、自宅に帰ったら、入浴や足湯などで、もう一度、しっかりからだを芯からあたためるよう、心がけましょう。

冷えを感じたらすぐにあたためる場所

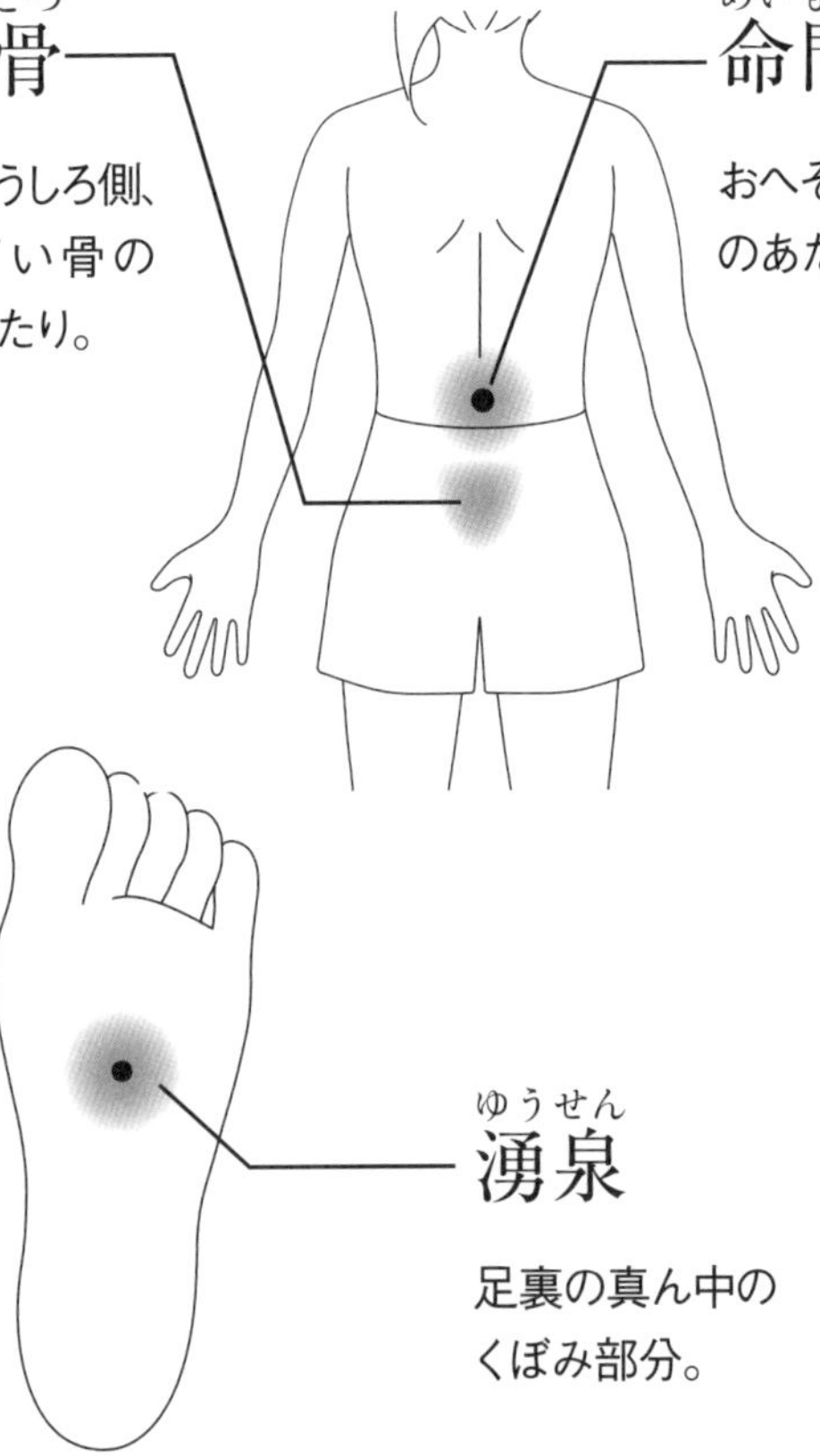
仙骨《せんこつ》
腰のうしろ側、尾てい骨の上あたり。
命門《めいもん》
おへその真裏のあたり。

冷えている自覚がない、または
いつものことだと見過ごしてしまう
それが「冷え」の怖いところ

32

腰痛もちの人は「ひざ裏」をたたく

腰痛にはさまざまな原因がありますが、「腎《じん》」の不調もその一つです。

そこで、誰でも、どこでも、簡単にできる腎の臓活ケアをご紹介します。

腰痛のみならず、むくみや下半身太りに悩む、多くの女性に取り入れていただきたいケアですので、ぜひ、覚えておきましょう。

それは、五臓の調子をととのえるために忘れてはいけない「関節」を使う方法。

98ページでは「肝《かん》」につながる関節をご紹介しましたが、関節はそれぞれ五臓につながっていますから、刺激することで、五臓を活かすことができるのです。

「腎」につながる関節は「ひざ裏」です。腎の邪気（悪い気）は「ひざ裏」で滞りやすいので、ここをたたくことで、腰痛改善につながります。

まずは両足を肩幅に開いて立ち、左足の甲部分で右足の「ひざ裏」を、20回ほどたたきます。左足の「ひざ裏」は、右足の甲部分を使ってたたきましょう。足でたたくのが難しい人は、軽く握った手を使い、無理のない姿勢で刺激してみてください。痛いのは、気が滞っている証拠です。

「ひざ裏」たたきだけでも効果を感じられるはずですが、前ページでもご紹介した、足裏のほぼ中央に位置する、くぼみ部分にあるツボ「湧泉《ゆうせん》」を、左右ゆっくりと20回ほど押すのもいいでしょう。

PICK UP

腎につながる「関節」と「ツボ」

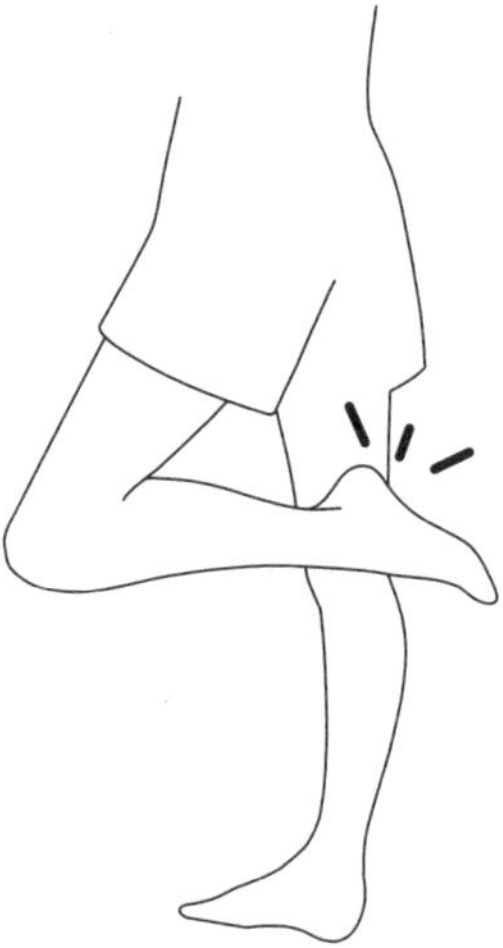

ひざ裏

両足を肩幅に開いて
立ち、片足の甲部分で、
もう片方のひざ裏を
たたく。

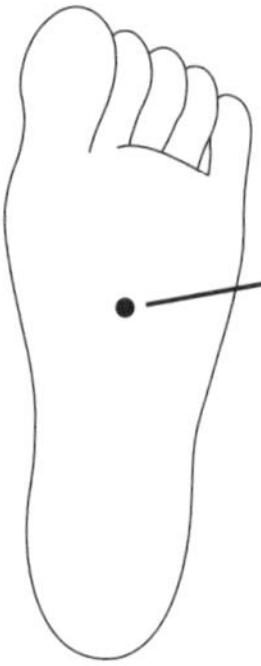

湧泉《ゆうせん》

足裏の、ほぼ真ん中に
位置するくぼみ部分。
両手の親指を重ねて
押す。

「ひざ裏」をたたくことで「腎《じん》」の邪気を取る

33

ちょっとした不調を解消する臓活のコツ

ちょっとした不調があるときに、いつでもどこでもすぐにできる、簡単なケア方法をいくつかご紹介します。

一つ目は、「肝《かん》」「心《しん》」「脾《ひ》」「肺《はい》」「腎《じん》」それぞれに直接つながっている「経絡《けいらく》」の大切な交差点「関節」をたたき、気の滞りを解消するというものです。「肝」「腎」につながる関節はそれぞれ98ページ、114ページでご紹介したので、「心」「脾」「肺」につながる関節も、ご紹介していきましょう。

どれも左右同じで、それぞれ20回を目安に行ってみてください。

緊張したり、こころが疲れてしまったり、情緒不安定なときは、「ひじの下側（小指側）」を下からたたき上げます。左腕をまっすぐ伸ばし、手の甲を上に向け、軽く握った右手でリズミカルに。ここは「心」につながる関節です。

梅雨の時期や、胃腸の調子が悪いとき、四肢が重だるいときは足の付け根の「そけい部」を。両足を開いて立ち、「そけい部」を伸ばして、軽く握った手でたたきます。ここは「脾」につながる関節です。

咳、くしゃみ、鼻水の症状のときは、「ひじの上側（親指側）」を。左腕を伸ばし、手の甲を上に向け、「ひじの上側」を軽く握った右手で上からたたきます。ここは「肺」につながる関節です。

鼻がつまったときや、鼻水が出る症状のときにはもう一つ。鼻筋の左右、小鼻の少し上あたりを、中指の腹を使って上下にマッサージします。鼻がスーッと通って、呼吸がしやすくなるでしょう。

疲れたなと感じたとき、ろれつが回らないときは、舌回し運動を。口の中で歯の外側に舌を当て、なぞるように一周します。左右何回か回していくと、表情筋も鍛えられ、だ液が出て口の中も潤うので一石二鳥。だ液はからだの中から出る大事な体液なので、そのまま飲み込みましょう。舌は「心《しん》」とつながっているので、この運動は情緒不安定になったときにもおすすめです。

耳鳴りやめまいがするとき、顔色が黒っぽくてくすみがちなときは、「腎」の機能が弱っているかもしれません。そんなときは、両耳に指をしっかりひっかけて、左右にひっぱります。耳まわりの血流がよくなり、からだがあたたかくなるのを感じます。耳は「腎」とつながっているので、からだの老化や認知症の予防などにも。

最後に、高血圧など血流に関係するツボをご紹介します。足の甲で、親指と人差し指の骨の間にあるくぼみ部分が、「大衝《たいしょう》」というツボ。「肝」につながっていて、血《けつ》の流れをスムーズにしてくれます。

これら「関節たたき」やツボ押し、マッサージなどは、やり方さえ覚えておけば、いつでもどこでもすぐにできて、気の巡りを実感できます。

PICK UP

「心《しん》」「脾《ひ》」につながる「関節」

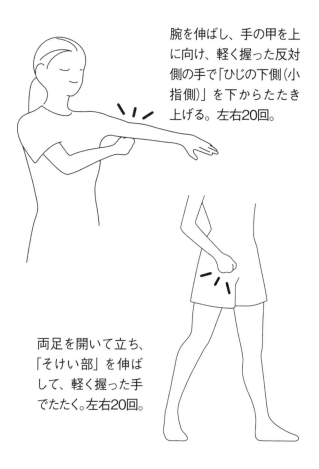

腕を伸ばし、手の甲を上に向け、軽く握った反対側の手で「ひじの下側（小指側）」を下からたたき上げる。左右20回。

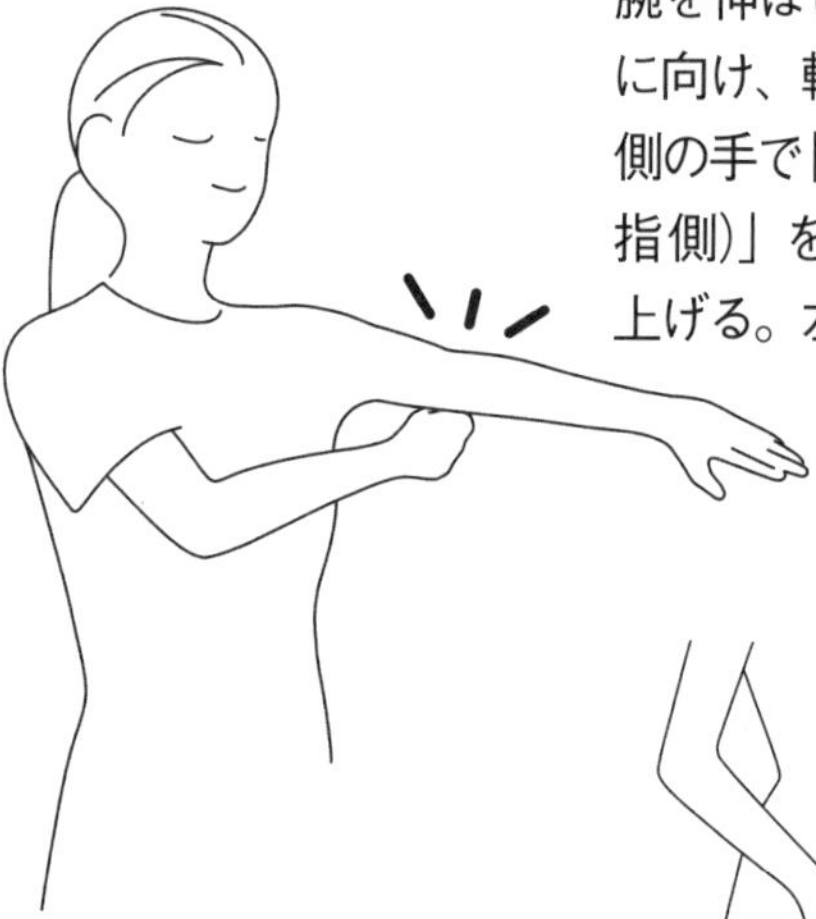

両足を開いて立ち、「そけい部」を伸ばして、軽く握った手でたたく。左右20回。

「肺《はい》」につながる「関節」

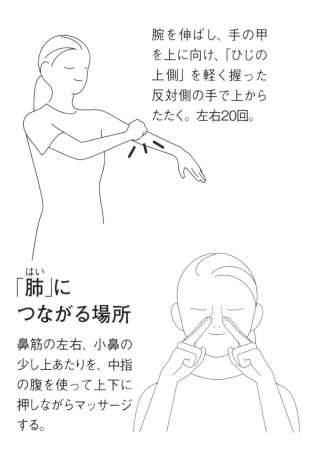

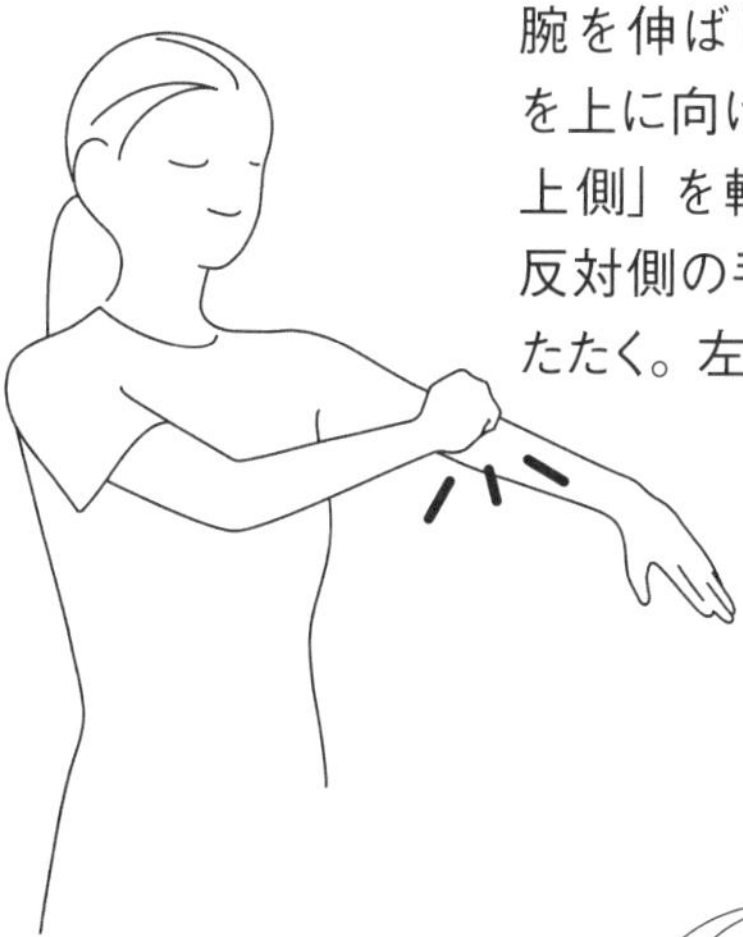

腕を伸ばし、手の甲を上に向け、「ひじの上側」を軽く握った反対側の手で上からたたく。左右20回。

「肺《はい》」につながる場所

鼻筋の左右、小鼻の少し上あたりを、中指の腹を使って上下に押しながらマッサージする。

「心《しん》」「腎《じん》」「肝《かん》」とつながる場所

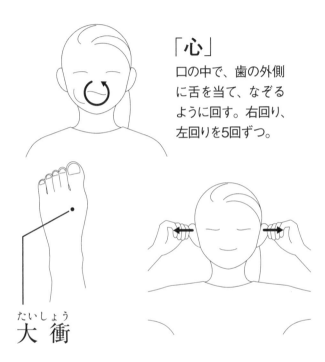

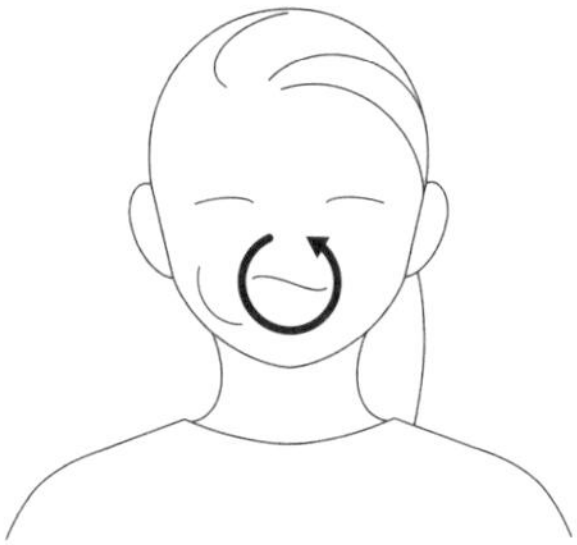

「心」

口の中で、歯の外側に舌を当て、なぞるように回す。右回り、左回りを5回ずつ。

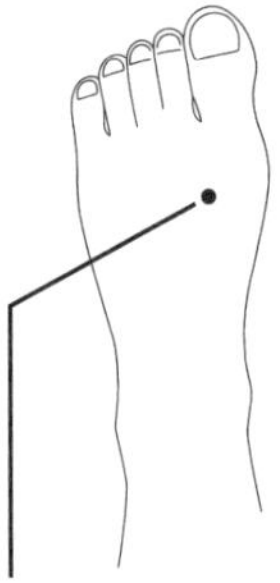

大衝《たいしょう》

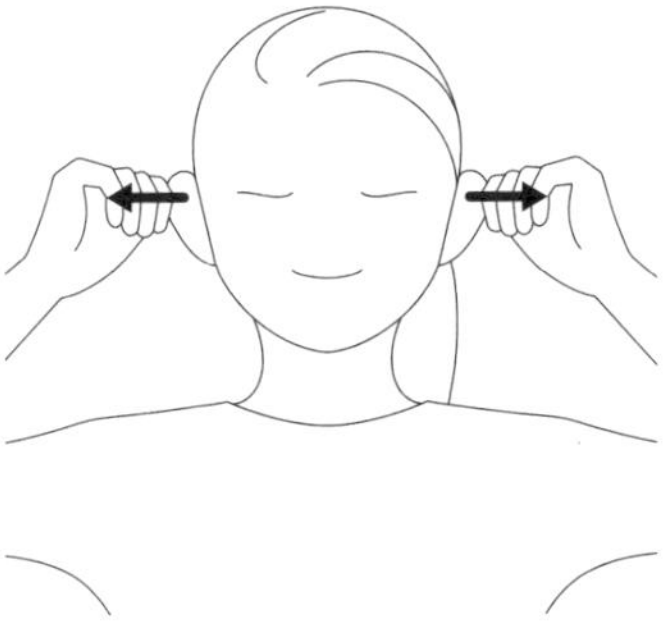

「肝」

足の親指と人差し指の骨の間にあるくぼみ部分を押す。

「腎」

両耳に指をしっかりひっかけて、左右にひっぱる。

関節をたたく、ツボを押す、
気の通り道をマッサージする
すぐにできる臓活のワザを覚えておく

34

夏場の睡眠の質には、夕食に「夏野菜」を

先ほど、冬場に寝つきが悪いときの対処法を、いくつか紹介しました。

そこで、寝苦しい夏場の睡眠対策についても、お話ししておきたいと思います。

夏場におすすめなのは、夕食に、からだの熱を冷ます力のある、夏野菜を取り入れること。これは、夏場に睡眠の質が下がる大きな理由のひとつに、からだや頭に熱がこもっていることが考えられるためです。

つまり、夕食時に、あらかじめからだの熱を冷ましておくことで、スムーズに就寝できる可能性があるというわけです。

具体的には、冬瓜、トマト、きゅうりなど。お豆腐などもいいですし、食後にスイカなどの果物を、少しだけ食べるのもおすすめです。

ただし、いくら暑くても、果物の食べ過ぎには注意しましょう。朝ごはんに「スムージーや果物だけ」といったメニューをおすすめしない理由と同じく、からだを冷やし過ぎて、別の不調を呼んでしまうからです。

夏場であっても、これだけあちこちでクーラーが効いている昨今では、冷えて血流が悪くなり、逆に夏バテを起こしてしまうこともあります。「冷やす」のではなく「冷ます」、という感覚を意識しておきましょう。

「冷やす」のではなく「冷ます」
暑い季節でも
この感覚を忘れずに

35

湿気に弱い人は「下痢」になりやすい

からだを診る方の雰囲気、顔色、肌ツヤ、あるいは白髪の位置といった情報から、五臓の状態がわかります。臨床を重ねてきた経験から、傾向として見えてくるものもあれば、見えない「気」を感じ取ることで、伝わってくるものもあります。

たとえば、鼻筋を見ることで「肝《かん》」の弱りを感じることもあれば、小指の長さで先天的な「腎《じん》」の弱りを知ることも。あるいは、ちょっとした顔つきから、無理をしてしまう性格だなとか、雨などの湿気に弱いという傾向もわかります。

先日は、取材にいらした女性のお顔から、「脾《ひ》」の弱りを感じました。「脾」は、胃と一体になって消化吸収を司る臓。「脾」が弱ると、東洋医学では昇清《しょうせい》作用といいますが、からだの気《き》や血《けつ》や水《すい》を持ち上げる力が弱くなります。そのため、地球の引力に負けるように頬の肉がたるんだり、「脾」は湿度に弱いので、雨の日にはずしりとからだが重くなったり、症状が重くなれば下痢を引き起こすことも。

女性に体調を尋ねてみますと、「わたし、よく下痢になりやすいんです」。雨の日など湿気の多いときは、やはり、やる気も起きないのだそうです。

「脾」のゴールデンタイムは、朝の9時から11時。朝ごはんで摂った栄養が全身に運ばれる時間帯です。ところが朝ごはんを食べない人にその理由を聞くと、「朝食を食べると眠くなるから」とおっしゃる人が多いのです。そういう人ほど脾が弱いので、最初はおかゆからはじめるなど、より朝ごはんを大切にしてほしいと思います。

下痢をしやすく、雨の日がだるい人は朝食から見直す

36 感情の起伏が激しいのは「過敏」な人

たくさんの方と接していると、イライラと怒っていらしたり、長いあいだクヨクヨと悩んでいらしたりと、激しい感情の起伏を垣間見ることも、少なくありません。

生きていれば、いろいろあります。ですから、わたしはいつも通り施術をさせていただくのですが、じつは、感情の起伏が激しい人は、からだも過敏になっているということが多いのです。

こころが過敏になっている人は、からだも過敏になっているので、不思議なことに、ふだんであれば、なんともない鍼治療を痛いと感じるなど、からだのリアクションも変わります。また、ちょっとした会話のやりとりでも、過剰に驚かれるなど、オーバーなリアクションをとる傾向があります。

じつは、こころとからだが過敏に反応するということは、いわばアレルギーのような症状が出ているということ。つまり、健康であれば反応しないことに、過敏に反応してしまう。たとえるなら、花粉症のメカニズムと同じなのです。

そして、このような人は、多くの場合、胃が弱っている傾向が見られます。やはり、原因はからだの中、臓にあるのです。

こんなときは、まず胃を養生すること、そのためには、やはり朝ごはんにおかゆを食べることをおすすめします。

そのイライラ、クヨクヨの原因は自分の「からだ」の中にある

37

イライラする人は「断る勇気」を持つべき

こころもからだも過敏になっていて、ふだんであれば問題ないことにも過剰に反応してしまうケースについて、先ほどお話ししました。

この、過敏に反応してしまう方々には、イライラしている、胃が弱っているなどの臓の傾向とともに、自分のキャパシティ以上の仕事や問題を抱えているということが、大変多く見受けられます。

そんな人には、自分で仕事や問題の量をセーブする力、つまり、「断る勇気」を持っていただきたいと、切に願うのです。

現代はどうしても、自分のエネルギー以上の結果を求められ、ついつい頑張り過ぎてしまう人が多いようです。

とくに、やさしい人ほど、なんでも「承知しました」と引き受けてしまいがちですが、力が伴わず、結果的にご自分がイライラしたり、パニックに陥ってしまったり、体調不良に陥ってしまうこともあります。

そうなる前に、過敏な人はもちろん、そうでない人も、ぜひ、ご自分でセーブする力を、身につけてほしいのです。

とくに、自分がさほど興味があるわけでもないのに、なぜか頑張っていることがあれば、そこから見直してみましょう。

現代人に必要なのは、適度な休息と、断る勇気なのかもしれません。

現代人に必要なのは
適度な休息と
「断る勇気」

38

貧血でフラッとしたら「血海《けっかい》」を押す

貧血は、典型的な気の不足からくる滞りの症状のひとつです。

西洋医学では鉄欠乏性貧血ということになるのですが、東洋医学では、やはり、気の巡りに大元の原因があると考えます。気の巡りが悪くなると、からだのすみずみにまで、必要な「血《けつ》」や「水《すい》」を届けることができなくなるのです。


よく、駅などで女性がフラッと倒れてしまったり、あるいは、ベンチで下を向き、つらそうにされている様子を見かけることがあります。

そこで、ここでは東洋医学的な見地から、フラッとしたときの応急処置として、対処法をいくつか、ご紹介できればと思います。

まずは、落ち着いてベンチに腰掛けましょう。腰掛けることで、最初に、からだの気を落ち着けます。そして、胸のちょうど真ん中に位置する「膻中《だんちゅう》」、あるいは、手首の横じわから、おおよそ指3本分のところにある「内関《ないかん》」というツボを親指で押しながら、深呼吸をしてみてください。しばらくすると、動悸がおさまってきます。

あるいは、座った状態で下を向き、ひざの皿の上、内側指3本分の位置にある「血海《けっかい》」を、グッと体重をかけながら、押してみましょう。体の重みを利用できるので、緊急時、もっとも押しやすいツボかもしれません。

もっと長期的な養生をしていく場合は、ひざ下の向こうずね外側のくぼみにある「足三里《あしさんり》」というツボを押します。脾《ひ》や胃にも効果的です。

いざというときの対処法として、ぜひ、覚えておいてください。

貧血のとき押すといい「ツボ」

膻中《だんちゅう》

左右の乳頭を結んだ
線上の中央に位置。
胸のちょうどまん中。

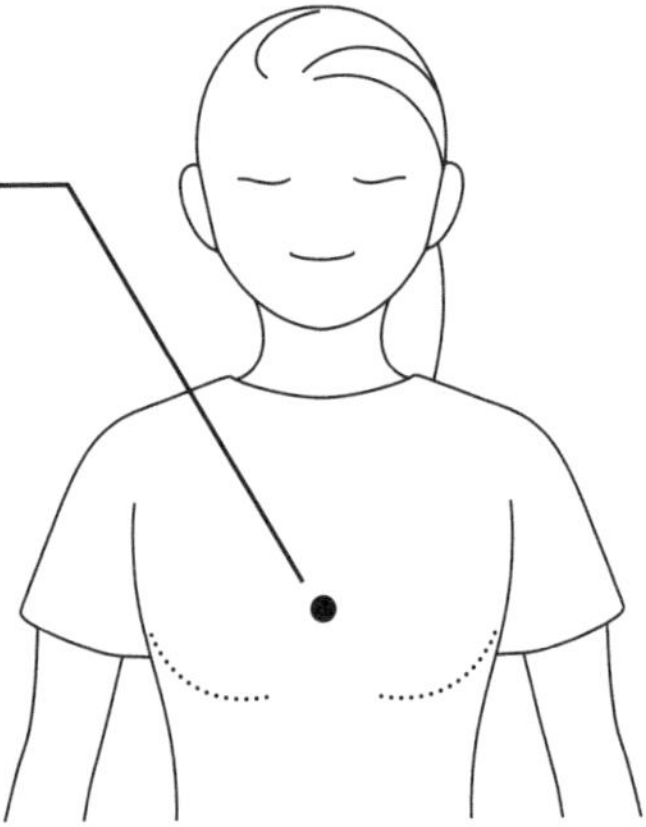

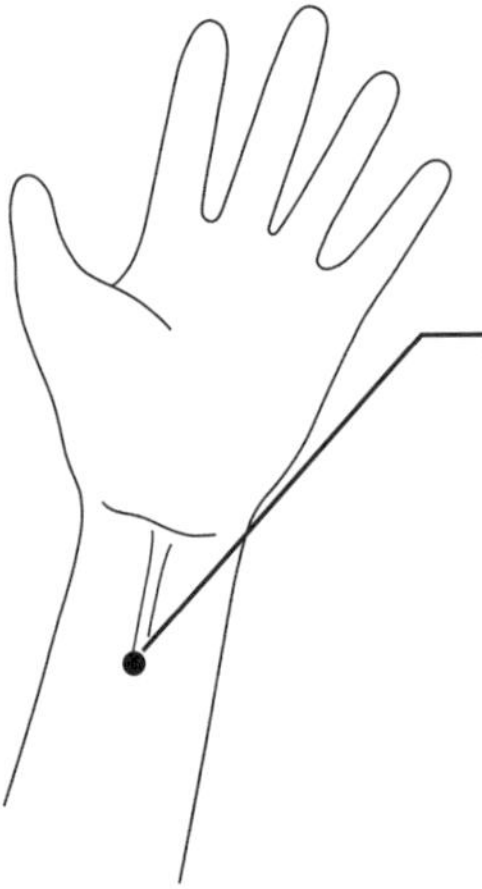

内関《ないかん》

手のひら側の手首の
シワから、指3本分、
ひじ側に移動した
場所。

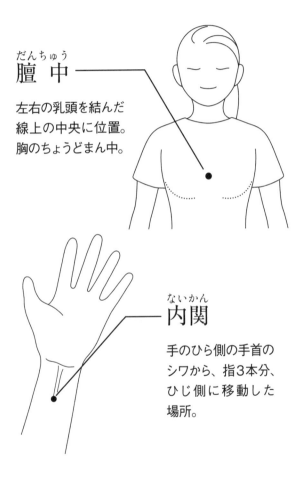

血海《けっかい》

ひざの皿の内側上部から指3本分、内もものほうに上がった場所。

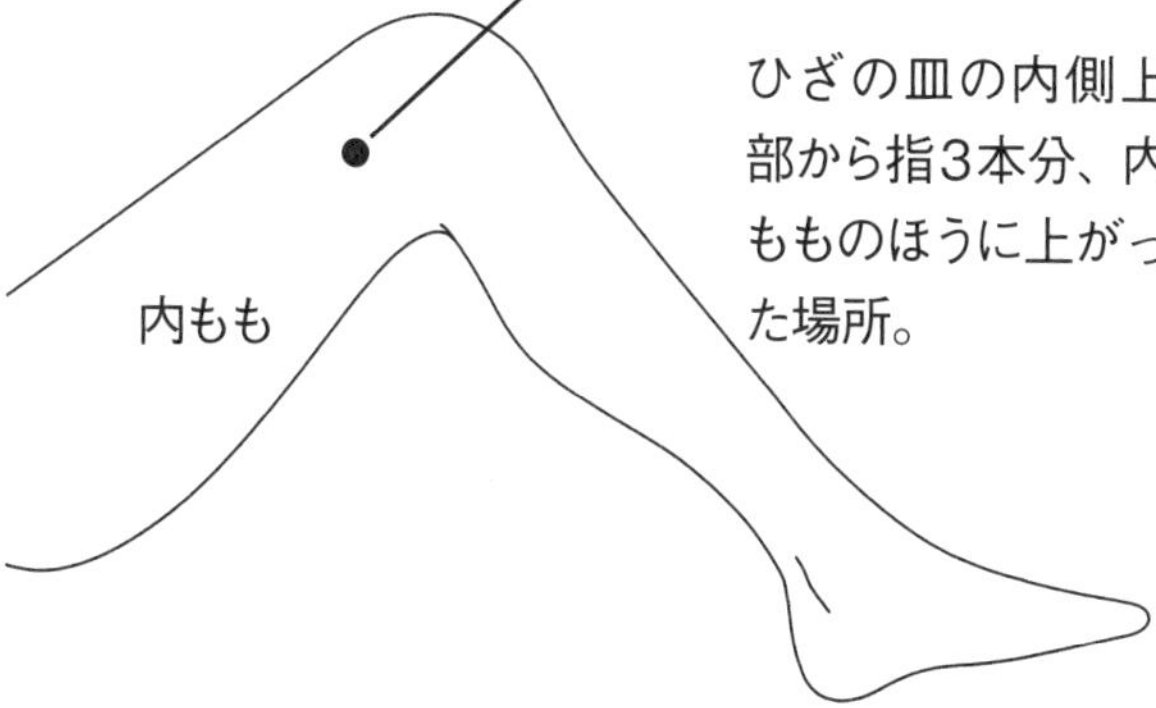

足三里《あしさんり》

ひざ下の向こうずね外側のくぼみにある。

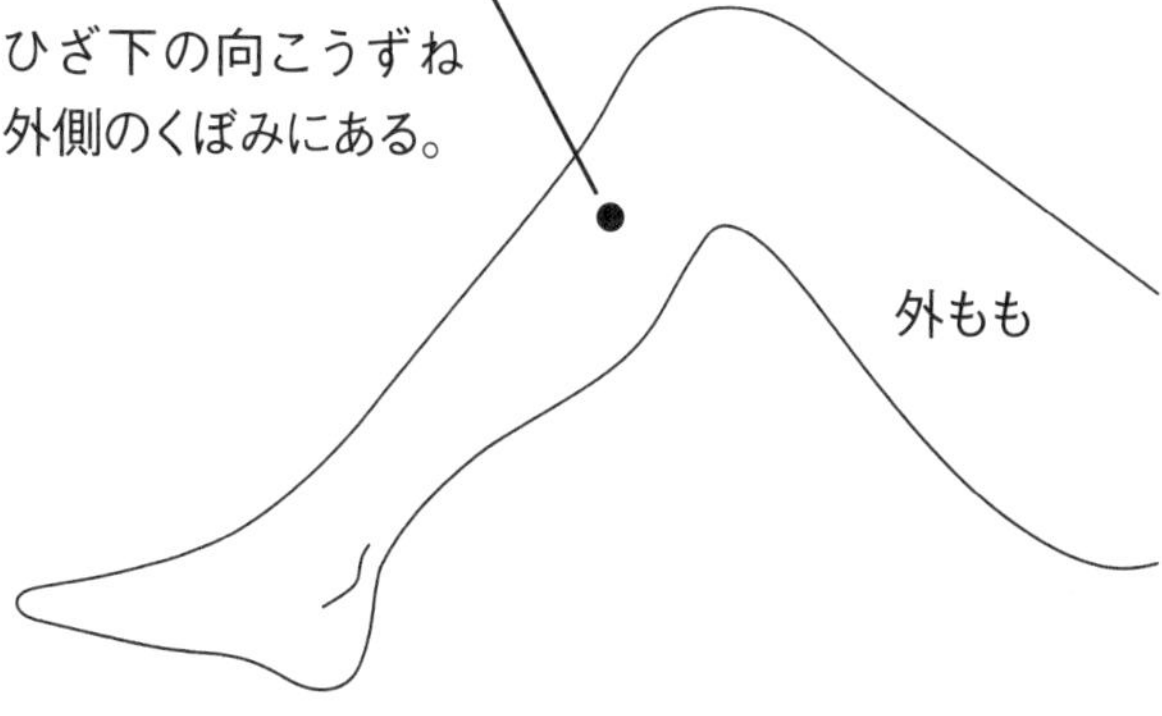

貧血のとき
応急処置としてのツボの場所を
覚えておく

39

ストレスが原因で「坐骨神経痛」になる

ある日、長年のお客様のひとりが、めずらしく下半身の痛みを訴えて、わたしの元に駆け込んでいらっしゃいました。よほど痛みが強いらしく、施術台のベッドに乗るにもひと苦労。話を伺うと、とくに重いものを持ったわけでもなく、原因となるような出来事は思いつかないそうです。

そこで、わたしはこれまでの経験からひと言、こう伝えたのです。

「ストレスですね」

そう、まったく関係なさそうに思えるかもしれませんが、じつは、腰痛や坐骨神経痛は、ストレスが原因で起こることも多いのです。実際に、突発的に大きなストレスがあるとのことで、お客様はとても驚かれていました。

原因としてはまず一つ目に、「腎《じん》」という臓が弱り、じわじわと腰痛を引き起こすケースが考えられます。人間は腎の働きが弱ると、足腰が弱くなって、腰痛が起きたり、下半身に力が入りづらくなることも。

そして、二つ目に考えられるのが、仕事などのストレスで、「心《しん》」という臓に大きなダメージを受けたときです。直接は関係ないように思える臓ですが、お客様の脈を診ていると、「心」の脈が出てこず、複数の原因が重なり合っていることがわかりました。

施術を終えると、お客様は軽々とベッドから降りられたので、ひと安心。

東洋医学は「木を見て森を見ず」ではありません。原因を決めつけず、広い見解で「森を見る」学問なのです。

不調の原因はさまざま
ストレスから来るものや
五臓が弱って出ることも

40

花粉症やアレルギーには、「肝《かん》」の養生を

「肝」には、「血《けつ》」を貯蔵し、修復する機能があるとお話ししました（95ページ参照）。同時に、血流の調整も行っています。

そしてもう一つ、「肝」には大切な働きがあります。それは、まるで枝葉をのびのびと広げるがごとく、「気」や「血」をからだの隅々にまで運ぶというもの。これを疏泄《そせつ》作用と呼びます。

ところが「肝」が弱っていると、「気」や「血」の流れが滞りがちになります。メンタル面では、イライラや不安、うつうつとした気持ちが起こりやすくなりますし、体調面では、足がつる、月経痛がひどくなる、首や肩が凝りやすくなる、

眼精疲労や寝つきの悪さといった不調が見られるようになります。

そして、「気」を運ぶ働きの疏泄作用が弱まると、「肝」の不調が、消化器系の「脾《ひ》」や「胃」にまで影響。結果、しっかりと消化しきれないものが体内に流れてしまうため、「これは敵だ！」と過剰に反応して、花粉症を含むアレルギー症状につながることも。

これらの不調を引き起こさないためにも、胃腸をととのえ、「肝」が活性化する時間である深夜1時から3時は、ぐっすりと熟睡しているように。また、よく笑いストレスを溜めずに気を流し、朝、ゆっくりと緑の多い公園を散歩するのもおすすめです。

夜はしっかり寝て
朝、早く起きて散歩する
それが「肝《かん》」の養生の基本

41

度を超えて驚き過ぎる人は「腎《じん》」が弱っている

こころとからだが過敏になっていると、ちょっとした会話のやりとりなどで、オーバーなリアクションをとる傾向がある、という話をお伝えしました。

なかでも、五臓の「腎」が過敏になると、ちょっとしたことで「びっくりした！」と驚く、あるいは、何かを恐れがちになるといった傾向があります。

また、なんてことはない映画にもかかわらず、ひとりだけ涙が止まらないなど、感傷的になってしまうのは、「肝《かん》」が過敏になっている証拠です。

これは、五臓それぞれに、相応する感情があると考えるため。感情のほかにも、すでにお話しした通り、それぞれの臓腑がもっとも活発に働く時間、季節、色、あるいは五味と呼ばれる味なども存在します。

ちなみに、ひと言で「腎が弱い」と言っても、それが先天的なものか、後天的なものかを、その方のからだやふだんの生活から、総合的に判断しています。たとえば、冬は「腎」の季節。冷えや寒さで「腎」を弱らせるのは、後天的なものです。

一方で、手の小指が短いと、先天的に「腎」が弱い傾向があります。先天的に「腎」が弱い人は、物忘れが多い、体力労働をすると腰痛になりやすい、下半身がむくみやすい、めまい、婦人科系のトラブル、といった不調が多く見られます。

驚く、悲しむ、怖がる
そんな感情も
五臓とつながっている

42

「五臓」が先天的に弱くても鍛えられる

五臓の弱りについて、それが先天的なものか、生活習慣などによる後天的なものかを総合的に判断している、というお話をしました。

先ほど、手の小指が短いと、先天的に「腎《じん》」が弱い傾向があるという実例を紹介しましたが、実際に、わたしの元で働いているスタッフにも先天的に「腎」が弱い女性がいます。

彼女は小指こそ短くないものの、先天的な「腎」の弱りからからだが小さく、本来ならば出産も難しい。さらに、出会った当初は、施術仕事で腰痛が強く出たり、月経痛も重いと、大変苦しんでいました。

ところが、朝ごはんをしっかり摂り、夜はしっかり寝る臓活習慣を取り入れ、臓活マッサージなども習慣にした結果、なんと、いまでは二人のお子さんに恵まれ、仕事をしていても、腰痛や月経痛がほとんどないとのこと。

つまり、たとえ彼女のように先天的に五臓のいずれかが弱くても、しっかりと本人が臓活習慣を身につければ、健康をあきらめることはないのです。

わたしたちの職場では、まずはスタッフがしっかりと臓活できるよう、さまざまな工夫をしています。たとえば、仕事中でも、昼食は13時までに食べ終わっていること。これがひと目でわかるように、昼食を食べ終わったスタッフは、ホワイトボードにチェックを入れるようにしています。

食事の時間を守ることは、大切な臓活のひとつです。

たとえ先天的に「五臓」が弱くても
臓活習慣で丈夫になれる

第4章

こころの臓活

気を滞らせない考え方

43

「包容力」とは、許せる力のこと

人間は気が滞ると、イライラが強くなり、つい、うまくいかないことを他人のせいにするなど、寛容になれず、包容力に乏しくなってしまうのです。ちなみに、運動不足などで気の巡りが悪い場合にも、同じことが起こります。

逆に、からだにしっかりと気が巡れば、多少のことなら許すことができるようになる。つまり、包容力とは人を「許す力」のこと、なのですね。

したがって、包容力のある人間になるためには、からだに気を巡らせることこそが、なによりの近道となるのです。

気を滞らせないためには、同じ姿勢で集中し過ぎないこと、とにかく気分転換に努めること。

そして気の滞りを感じたら、ぐーっと伸びをしたり、深呼吸をしましょう。息を吸うときは、胸を広げ、肋骨の中に空気を取り込むイメージで。吐くときは、からだの中にある濁気《だっき》（にごった古い気）をすべて、外に追い出すように吐ききります。

気をつけてほしいのは、愚痴が多いとか、他人の悪口を言うような、気が滞っている人とはなるべく会わない、ということ。包容力のない人と会って、許せないことが増えては元も子もありません。

気の滞りを感じたら、
胸を広げて息を吸い、
大きく吐く深呼吸を

44

大きな目標が「揺るがないこころ」を育てる

仕事でトラブルが起きたとき、イライラして怒りまくる人もいれば、無駄にさわぎ立てることなく、静かに対応を進める人もいます。

もちろん性格もあるでしょうが、この場合、前者と後者の違いは、こころの器の大きさにあると言えるでしょう。

東洋医学的な観点から言えば、その人の器とは「気」そのもの。そう、やる気、元気などの「気」です。前ページで、包容力のある人は気が巡っているというお話をしましたが、気を大きくもつことができる人（＝包容力のある人）には、じつは共通点があります。

それは、大きな目標や夢をもち、責任感をもって生きている、ということ。夢と責任感をもって生きている人は、多少のトラブルで取り乱すことはありません。つまり、些細なことでは揺らがない「気力」がある、というわけですね。

大きな夢をかなえるには、大きなエネルギー、気力が必要です。わたしは幼いころ、父から「大きな夢をもちなさい」と言われて育ちましたが、いま思えば、父は多少のことでは揺るがないこころを育ててほしかったのだと思います。

たとえば、エベレスト登頂に挑む人と、小さな丘に登る人では、覚悟も装備も、まるで違うことでしょう。目標や夢は、大きければ大きいほど、自然と、それに見合った気力が備わっていくものですよ。

人の器とは「気」そのもの
大きな夢と責任感がある人は
気力も大きくなる

45

「使命感」のある人は、体調にも責任をもつ

大きな目標や夢をもつ人は揺るがないこころをもち、多少のトラブルで取り乱すようなことはない、というお話をしました。

大きな夢をもつことで、揺るがないこころを手に入れたら、あとは体力と健康。

これらがなければ、責任をもって使命を遂行することはできません。

わたしがからだを診ている人の中には、会社で責任ある立場の人、自分で会社を経営する人、スポーツ選手など表に出る職業の人など、もはや「自分ひとりのからだではない」と思えるほどに、大きな役割を担う方々も、大勢いらっしゃいます。

このような人たちを見ておりますと、自身の健康についても、並々ならぬ努力を重ねていらっしゃる。臓活習慣をしっかりと生活に取り入れて、つねに体調を気遣っているのです。

したがって、使命感をもって生きている人と、自分のことばかり考えて利己的な生き方をしている人とでは、健康に対する意識に差があります。つまり、責任感、使命感をもっている人は、ふだんから自分のからだを養生しているから、不調が出ても乗り越えることができるのです。

自分を大切にするのはとても大事なことですが、利己的になってはいけません。

どうぞ、周囲のためにも責任をもって、臓活に励んでほしいと思います。

「臓活」に励み、健康を保つのは
自分のため、だけではなく
まわりの人のためでもある

46

「気」とはガスボンベのガスのようなもの

目には見えない「気」について、もう少し説明しましょう。

わたしはよく、「気」をガスボンベのガスにたとえます。

気球で飛び立とうとするときには、バルーンを熱し、膨らませるためのガスボンベをいくつも用意すると思います。気球を人間にたとえるなら、「肝《かん》」「心《しん》」「脾《ひ》」「肺《はい》」「腎《じん》」という五つのガスボンベを持っているようなもの。そのボンベの中にガス（=気）が充分になければ、すぐにガス欠になってしまい、地上から飛び立つことはできません。

では、気球のエネルギーとなるガス（＝気）は、どうすれば充分になるのでしょうか。これはもう、毎日食べて、寝て、少しずつ蓄えるしかないのです。ガスボンベにガスを溜めていくことは、からだの臓に健康貯金を貯めるようなものだと考えてください。

人生100年時代と言われます。この人生をただ生きるのではなく、楽しんで生きていくためには、天と地の「気」をいつもちゃんとからだに取り込むこと。天の「気」とは鼻から吸っている空気。地の「気」とは食べものととらえましょう。「気」が足りないのなら、よく食べ、よく寝て、五臓を養生し、健康貯金を少しずつ増やしていただきたいと思います。

五臓というガスボンベが
ガス欠にならないよう
「気」を蓄え、巡らせる

47

情報はかならず「トータルで判断」する

人間は、見たり聞いたりする「情報」が多過ぎると、生まれ持ったからだの生理機能（キャパシティ）だけでは受け止めきれず、パンクしてしまいます。

なかには情報の海に溺れ、本当に必要な情報を取捨選択することができず、人生の迷子になる人も。

当然、五臓にも負担がかかり、心身のバランスを欠くことになります。

わたしが、そんな人たちにお伝えしたいのは、「葉っぱばかりを見て、根っこをおろそかにしていませんか?」ということ。

わたしが役員を務める日本ホリスティックメディカルビューティ協会では「臓

活指導士」の育成に取り組んでいますが、「気一元論《きいちげんろん》」や「陰陽論《いんようろん》」「五行論《ごぎょうろん》」といった、根本の中医哲学から学んでいただきます。これこそが、情報の根っこ。そのうえで、葉っぱとなる、さまざまな病気や症状、その対応を学んでいきます。

これは、中医学や東洋医学、臓活に限った話ではありません。巷にあふれる情報は葉っぱの話題が多いです。でも、その根っこにはどういう法則や背景、事情が隠れているのか、しっかり根本（根っこ）も見ていただきたいのです。

情報はかならず、トータルバランスで判断すること。また、仕事で情報に向き合わなければいけない人も、絶対に8時間は超えないよう、こころがけましょう。「8時間労働」は理にかなったものなのです。

葉っぱ（情報）ばかりを見て
根っこ（背景、事情）を
おろそかにしない

48

「我慢する」ことは、いまや美徳ではない

わたしがからだを診ている方々は、とても真面目です。

真面目がゆえに、上司の言うことを一生懸命守り、家族のためにと必死に頑張ります。何か問題があれば、すぐに自分を責める人も、少なくありません。

わたしは、からだの不調を診るとき、内側の五臓によるものか、外的な要因によるものかを総合的に判断します。たとえば家族のことや、仕事上の悩みであれば、それは外的要因と言えるでしょう。

ところが、この外的要因によるストレスも、その真面目さから我慢してしまう人が、とても多くいます。

では、これらのストレスを我慢し、発散させることなく、ご自分のからだの中に溜めつづければ、人間は、いったいどうなってしまうでしょうか。

脅すわけではありませんが、じつは感情を抑えつづけると、からだの気が滞り、五臓に深刻な負荷がかかります。その結果、短期間で、命を脅かす事態に陥ってしまう人も、少なくありません。

なかには、ひどいストレスを抱えながら、それでも頑張りつづけた結果、たったの2か月で胃がんになってしまったという、悲しいケースを知っています。溜まった感情は、ときに人を傷つける刃となるのです。

我慢することは、いまや美徳ではないと、心に刻んでおきましょう。

「我慢し過ぎる」ことはときに自分を傷つける凶器となる

49

「長期的な視点」をもつ

いまの時代、我慢を美徳ととらえるのは、すでに時代遅れであるということ、また、ストレスを溜めて我慢しつづけることの危険性について、ご理解いただけたことと思います。

そもそも、ストレスを我慢し、眉間にシワを寄せている人を見て、まわりはどう思うでしょうか。せっかく和やかに会議が進んでいても、ひとりが暗く、どんよりと気を滞らせていたら、まわりも「どうしたのかな」「何か気に障ることを言ったかな」「このまま会議を進めて大丈夫だろうか」と、気を揉んでしまいます。

結果として、まわりの人に気を使わせて消耗させてしまうことにもなりかねません。

だからこそ、わたしはまずは自分のこころとからだを臓活でいきいきと保つことが、ひいては巡り巡って、大きなとらえ方として、社会貢献にもつながると信じているのです。

以前より少なくなったとはいえ、「体調が悪くても、頑張って仕事をすることが美徳」という考えが、いまでもはびこっているように感じます。フィクションの映画なら、それでもいいでしょう。

しかし、わたしたちの人生は、2時間の映画とは違います。その後も、長い人生を歩んでいくということを、どうか、忘れないでいてほしいのです。

はたしてその頑張りは、「長期的な視点」で見たとき、本当にあなたのため、社会のためになるのでしょうか。

自分のこころとからだを
いきいきと保つことは
ひいては社会貢献にもつながる

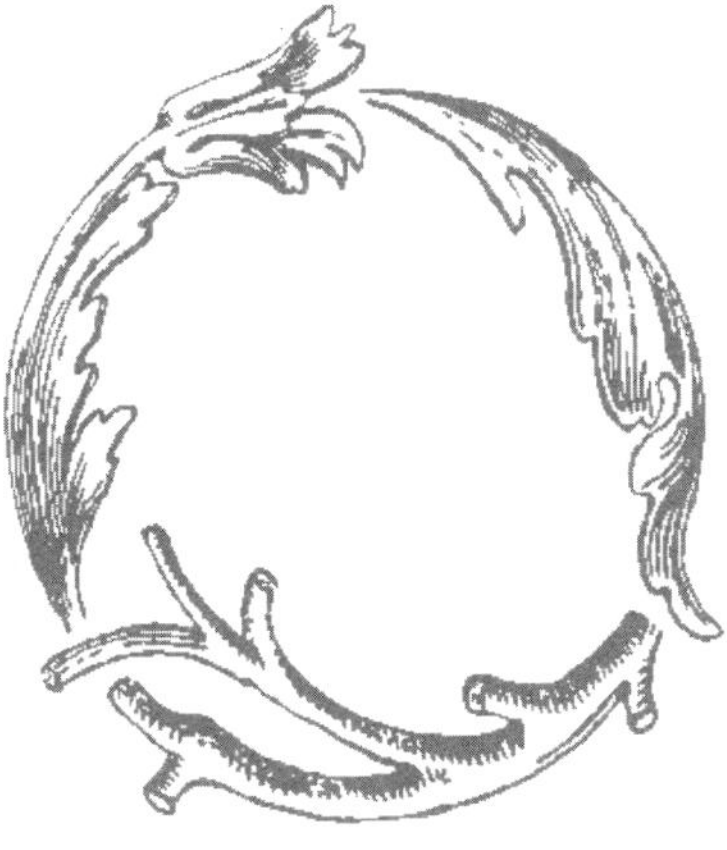

「九つの体質」について

この本の中でも、何度か「その人の体質によって」というお話をしてきました。改めて、体質について少し触れておきたいと思います。

東洋医学では、さまざまな理論で、人間の体質をいくつかに分類しています。なかでも、現在、中国で国の基準となる体質分類とされているのが、私の師匠で、体質学の権威である、北京中医薬大学永久教授の王琦《おうき》先生が提唱する「九つの体質」です。

理想的なのは、心身ともにバランスの取れた平和体質ですが、現代人の多くはなんらかの不調を抱えています。

体質はどれか一つに当てはまる人もいれば、いくつかの体質を複数併せ持つ人もいます。

どの体質に当てはまるか、もっとくわしく知りたい方は、ＢＨＹサロンのホームページなどで受けられる「九つの体質診断」を行ってみてください（１８５ページ参照）。

ここでは、「九つの体質」それぞれの特徴について、簡単に見ていきましょう。

平和体質

すべてのバランスが取れた、心身ともに健康な体質です。

心身ともに、特に不調を感じない、疲れにくく、寒さや暑さに強い、胃腸の調子が良く、尿も便も正常、などが当てはまります。

気虚《きよ》体質

ふだんから疲れやすく、体調を崩しやすい虚弱体質です。風邪をひきやすく、なかなか治らない、めまいや息切れを起こしやすい、目元や顔、からだがむくみがち、といった特徴が見られます。

陽虚《ようきょ》体質

いつも手足が冷えていて、慢性的な冷え性体質です。寒がりで、夏でも手足が冷えている、お腹をこわしやすく、尿量が多い、一年中、汗をほとんどかかない、といった特徴が見られます。

陰虚《いんきょ》体質

顔や手足がほてりがちで、暑さに弱い乾燥ぎみの体質です。のぼせがあり、目や鼻の中が乾いている、全身の皮膚が、つねに乾燥しがち、便がかたく、乾いているといった特徴が見られます。

痰湿《たんしつ》体質

湿度に弱く梅雨が苦手など、水分代謝が悪い体質です。頭が重く、時々めまいや吐き気がする、つねにからだが重苦しく、スッキリしない、痰がからみやすく、口の中が粘つきやすいといった特徴が見られます。

湿熱《しつねつ》体質

からだに水や熱がこもりがちで、吹き出物ができやすい体質です。顔や鼻が脂っぽく、吹き出物やニキビが多い、常に口の中に苦味を感じ、口臭が気になる、おりものが黄色く、便が粘っこいといった特徴が見られます。

瘀血《おけつ》体質

血液の流れが悪く、シミやソバカスができやすい体質です。顔色が暗く、シミやソバカスが目立つ、青あざなどの色素沈着ができやすい、月経時にドロッとした血の塊が出るといった特徴が見られます。

気うつ体質

気が滞ることで気分が落ち込み、思い悩みがちな体質です。眉間にシワができやすい、いつもあちこちにからだの不調を感じる、よくため息をつき、不眠傾向があるといった特徴が見られます。

特稟《とくりん》体質

外部刺激や環境に過敏に反応する、現代病的な体質です。くしゃみや鼻水、鼻づまりの症状がある、花粉症やアトピー、じんましんが出やすい、皮膚にかゆみや湿疹があるといった特徴が見られます。

BHY SALON

尹生花が代表を務める、中医学に基づいた施術で根本から体質改善を行うホリスティック・ビューティを目的とする臓活サロン。都内に3店舗展開中。BHYとはBeauty・Health・Youthの頭文字からとったもの。完全予約制。
https://www.bhy.co.jp/

BHY ACADEMY

臓活ハーブのレッスンをはじめ、五臓との付き合い方などが学べるスクール。自身のケアはもちろん、認定臓活指導士としての一歩が踏み出せる講座も。1講座から受講可能。
https://bhy-academy.com/

BHY STORE

東京大学と共同研究している漢方食材100%の「臓活茶」や、季節や特定の悩みに合わせた「臓美茶」をはじめ、臓活用のコームなど、BHYのオリジナル商品が買えるオンラインストア。2024年7月ごろ正式オープン予定。
https://bhy-store.com/

「九つの体質」チェック

自己判断ではわかりにくい場合、BHY のホームページ上にある「9 つの体質診断」へ。気になる方は QR コードから。
https://www.bhy.co.jp/lp/

STAFF

デザイン
橋田浩志（attik）

文
国実マヤコ

本文図版
永井麻美子

校正
東京出版サービスセンター

編集
青柳有紀
川上隆子（ワニブックス）

こころとからだを巡らせる！

臓活習慣

尹 生花　著

2024年7月11日　初版発行

発行者　髙橋明男
発行所　株式会社ワニブックス
〒150-8482
東京都渋谷区恵比寿4-4-9
えびす大黒ビル
ワニブックスHP　http://www.wani.co.jp/

お問い合わせはメールで受け付けております。
HPより「お問い合わせ」へお進みください。
※内容によりましてはお答えできない場合がございます。

印刷所　株式会社美松堂
DTP　三協美術
製本所　ナショナル製本

定価はカバーに表示してあります。
落丁・乱丁の場合は小社管理部宛にお送りください。
送料は小社負担でお取り替えいたします。
ただし、古書店等で購入したものに関してはお取り替えできません。

ISBN978-4-8470-7451-6